黒尾　誠

腎臓が寿命を決める

老化加速物質リンを最速で排出する

GS
幻冬舎新書

はじめに

わたしたち人間はなぜ老化するのでしょう。人の寿命の長さはいったい何によって決まっているのでしょう。

これは未だ解明されていない問題です。

でも、その問題を解き明かす重要な手がかりが「腎臓にあった」と言ったら、みなさんは驚くでしょうか。

腎臓というと、まっ先に頭に浮かぶのは「おしっこをつくっている臓器」というイメージだと思います。

しかし、腎臓が行なっているのはそれだけではありません。腎臓は「生体内の状態を一定に保つ」ことによってわたしたちの命を守ってくれています。わたしたちの体内には飲食したものからさまざまなミネラル成分が入ってきているわけですが、いつも通りに命をキープしていくには、体内の塩分、カリウム、カルシウム、リンなどの成分の量を常に一定範囲内に保っていなくてはなりません。

ところが、わたしたちが食べるものの内容や量は日に日に変わり、特定のミネラル成分がどっと入ってきたりすることもあります。だから腎臓は、こうした成分が必要量を超えてしまうことのないように目を光らせて管理しているのです。そのうえで、不必要な余分なものは尿とともに体外に排泄し、必要なものは体に戻して、常に過不足のない状態を保てるようコントロールをしているわけです。

つまり、わたしたちがいつも通りに生命活動を行なうことができるのは、こうした腎臓の管理・調整機能が働いているおかげのようなもの。腎臓が日夜しっかりとこの仕事をしていれば、食事や環境の変化で日々の状況に差が生じても、生体内だけはいつもと変わらない状況を維持していくことができます。

そして、じつはこういった「腎臓の体内恒常性を保つための管理・調整機能」をちゃんとキープできているかどうかが、わたしたちの老化や寿命に深く関係していることが分かってきたのです。

ここでひとつ、寿命に関する興味深い話をご紹介しましょう。

そもそも動物には、だいたい決まった寿命があります。ネズミはおよそ3年、ウサギはおよそ10年、ヒツジはおよそ20年、ゾウはおよそ70年……。いったいこうした寿命は何によって決まっているのでしょうか。この疑問に対してよく取り上げられるのが「体の小さな動物の寿命は短く、体の大きな動物の寿命は長い」という説です。動物の寿命の長さは体の大きさに逆比例するというわけですね。

ところが、この説に当てはまらない例外の動物がいるのです。

たとえば、ハダカデバネズミ。この地中で暮らすネズミは、体が小さいのにもかかわらず平均寿命が28年です。また、コウモリも体の大きさの割に寿命が長いことが知られていて、なかには30年も生きるものもいます。

それと、体のサイズの割にとんでもなく長生きをする動物の代表がわたしたち人間です。２０１９年の日本人の平均寿命は女性が87・４５歳、男性が81・４１歳。すでにゾウの寿命の70年を軽々と超えてしまっています。

いったい、これらの動物が「小さくても長生きできる理由」は何なのか。まあ、ひとつには天敵が少なく外敵に襲われにくいという点があると思います。ハダカデバネズミは地中にもぐりっぱなし、コウモリは空を飛び回っているために敵から狙われにくい。ヒトはもちろん知能という武器を備えている。だから、おのずと長生きになったんだということも言えるでしょう。

ただ、理由はそれだけではありません。じつは、生体内の「ある成分」がこれらの動物の寿命の長さに関係しているのではないかと取り沙汰されているのです。

その「ある成分」が「リン」です。

先ほど挙げた動物を「血液中のリン濃度の順」で並べ替えたとしましょう。すると、ハダカデバネズミやコウモリ、ヒトも、寿命の長さの順番通りきれいに並ぶのです。いま一度整理すると、血中リン濃度が高い動物から低い動物へと並べていった場合、「ネズミ3年↓ウサギ10年↓ヒツジ20年↓ハダカデバネズミ28年↓コウモリ30年↓ゾウ70年↓そしてヒト……」という順になります。

つまり、血液中のリンが少ない動物ほど寿命が長いということ。リンがどういう物質なのかについては後ほど改めて説明しますが、「何かリンが多いことで起こりやすい不都合があって、体内にリンをためがちな動物ほど寿命が短く、リン排出の調整能力が高い動物ほど寿命が長くなっているのではないか」という推論を立てることが可能でしょう。

また、リンを体内から排泄して調整しているのは腎臓です。だから、リン排出の調整能

動物の寿命

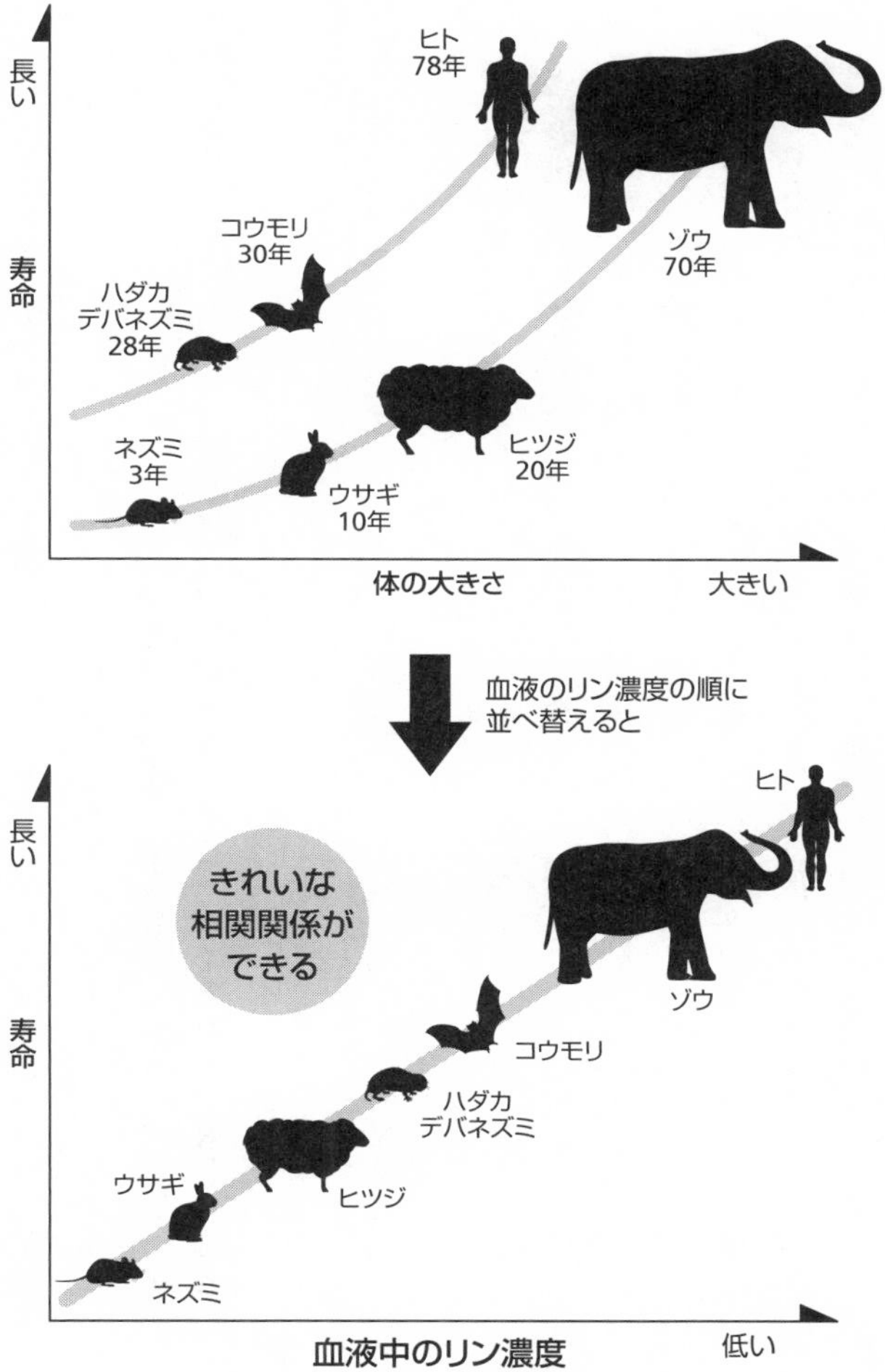
長い
寿命
ヒト
78年
ゾウ
70年
コウモリ
30年
ハダカ
デバネズミ
28年
ヒツジ
20年
ウサギ
10年
ネズミ
3年
体の大きさ
大きい
血液のリン濃度の順に
並べ替えると
長い
寿命
きれいな
相関関係が
できる
ヒト
ゾウ
コウモリ
ハダカ
デバネズミ
ヒツジ
ウサギ
ネズミ
血液中のリン濃度
低い

力の高い、高性能の腎臓を備えている動物ほど長く生きられるのではないかという推論も成り立ちます。もしかしたら、ハダカデバネズミ、コウモリ、ヒトなどの天敵の少ない動物は、生存を脅かすリスクが少なく、自分の体の管理・調整機能を進化させるだけのメンテナンスの余裕があったために、高性能の腎臓を備えることができたのかもしれません。

ところで――。

私の医学研究の大きなテーマは、リンと腎臓の関係性から人間の老化のメカニズムを解明していくことです。

いまから約30年前、私は奇妙なマウスを発見しました。そのマウスは毛並みが悪く、体も小さく、老化に似た症状を次々に発症して早死にしてしまうのです。その「老化が加速したマウス」をくわしく調べたところ、ある遺伝子が欠損していることが分かり、私はその遺伝子を「クロトー遺伝子」と名づけました。

さらに研究を進めていくと、クロトー遺伝子が欠損したマウスは、体内にリンをため込んでいることが分かりました。じつは、クロトー遺伝子は体内の余分なリンを腎臓から尿中に排泄するのに必要な遺伝子だったのです。つまり、クロトー欠損マウスにさまざまな老化症状が現われていたのは、尿中へリンを出すことができず、体内にリンをため込んでいたせいだったということ。その証拠に、クロトー欠損マウスをリンの少ないエサで飼育し、リンがたまらないようにしてやったところ、一連の老化症状がピタリと止まって治ることも確認できました。そして、こうした研究をきっかけに、私は、少なくとも哺乳類においては「リンこそが老化を加速させる物質なのではないか」と考えるようになっていったのです。

こういった研究の経緯やその後得られた研究成果に関しては、これからじっくりご紹介していくことにしましょう。

ともあれ、私は、こうした腎臓やリンの研究を日々一歩一歩進めてきて、いまでは「リン＝老化加速物質」ということを確信しています。リンは人体に絶対に欠かすことのできない物質ですが、摂りすぎると腎臓の機能を低下させたり血管トラブルや慢性炎症を引き起こしたりするようになり、老化を加速させる大きな原因となっていくのです。一方、早い段階から注意を払ってリンの摂りすぎを抑えていけば、腎臓を健やかにキープして、老化や病気を未然に防いでいくことができます。これらの研究成果が実用化されるようになれば、今後、慢性腎臓病を防いだり、老化を遅くしてアンチエイジングをしたりするのに役立てていくことも十分に可能でしょう。

ただ、いかんせん、腎臓やリンにこうした働きがあることは、まだ一部の研究者や医療関係者にしか知られていません。そこで今回、「老化や寿命に腎臓やリンが深く関係している」ということを一般の方々にもより広く知っていただこうという思いから、本書を出すことを思い立ったのです。

おそらく、みなさんの中には「腎臓」と言われても、「腎臓？　ああ、おしっこをつくっている臓器でしょ」という程度の認識しかなかった方も多いかもしれません。また「リン」と言われても、「リン？　たしか、元素記号Pのミネラルだったよね」という程度の認識しかなかった方も多いかもしれません。両方とも、これまで〝あまり目立つことのなかった地味な存在〟ですよね。

しかし、そういう〝地味な存在〟でしかなかった腎臓とリンが、じつはわたしたちの老化や寿命のカギを握っていたのです。

きっと、腎臓に不安を抱えている方や他人より老化が早いのを気にしている方にとっては、本書の内容が悩みや不安を解消する大きな手助けとなることでしょう。また、老化のメカニズムやヒトの寿命の問題に興味や関心をお持ちの方にとっては、本書の内容が知的疑問を解決したり、探究心を満たしたりする大きな手助けとなることでしょう。

いずれにしても、本書を読み終わる頃には、みなさんの腎臓やリンに対する認識は大きく変わっているはずです。私は、みなさんの中の科学常識の扉が開かれて、これまで〝地味すぎる存在だった役者たち〟にまぶしいくらいのスポットライトが当てられていくことを期待しています。

腎臓が寿命を決める／目次

DTP　美創
編集協力　高橋　明

第1章 腎臓が寿命を決めていた!

――クロトー遺伝子の発見

「出す力」が衰えてくると老化が進む

人には老化するのが早い人もいれば遅い人もいます。寿命が早く訪れる人もいれば、100歳を過ぎてもピンピンしている人もいます。

いったい、こういう差は何によってつくのでしょうか。

もちろん、要因はひとつではなく、多くの要因がいくつも重なり合って老化や寿命に影響を及ぼしているのでしょう。

ただ、そうした多くの要因の中でも、とびきり大きな影響を及ぼしているのは、「体内の環境をいつも一定に保つ力」ではないでしょうか。

私は、人間は「体の中の環境を常に一定の最適な状態に保っていてこそ、健康に生きられる生き物」だと考えています。

わたしたちは毎日、さまざまな食べ物を食べ、さまざまな飲み物を飲んでいます。その量も日によって大きく変わります。したがって、胃や腸から吸収されて体の中に入ってくる栄養素や水分は、その量や質が日々大きく変化します。わたしたちの体は、その変化に対応して常に動的に代謝をしつつ、摂り入れるべきものは摂り入れ、出すべきものは出して、休みなく〝出し入れ〟をしながら「生命活動を遂行するのに〝ちょうどいい〟適した状態」を保っています。この〝出し入れ〟の流れにおいて、出すべきものをスムーズに出せないと、その途端に流れが滞り、体のどこかに不要なものや摂りすぎたものがたまっていくことになります。そして、「出す力」が落ちて不必要なものが体内に多くたまってくると、臓器の機能が落ちたり体の代謝に勢いがなくなったりして不調や老化現象が現われるようになるのです。

ですから、「出す力」を衰えさせてしまってはいけません。

体に不要なものや摂りすぎたものを日々調整してコントロールしながら体外に出していくるのは腎臓です。すなわち、「不要なものを排泄する腎臓の力」を衰えさせてしまうことは、わたしたちの健康の根幹である「出す力」を弱めることにつながり、結果、老化を早めてしまうことにもつながっていくのです。

ところで、みなさんは「日々摂りすぎてはいけないもの」というと何が思い浮かぶでしょうか。

きっと、まっ先に頭に浮かんでくるのは、糖分、塩分、脂肪分などでしょう。血糖値や肥満が気になる人は糖質の摂取を控えるでしょうし、血圧の値が気になる人は塩分の摂取を控えるでしょう。コレステロールや中性脂肪の値が気になる人の中には、脂っこい食べ物を摂るのを控えている人も多いかもしれません。

ただ、じつを言うと、糖分や塩分、脂肪分もさることながら、過剰摂取に気をつけなくてはならないものが他にもあるのです。

それが「リン」です。リンの摂りすぎは、糖や塩、脂肪の摂りすぎよりも厄介な事態を引き起こす可能性があります。

「そもそもリンっていったい何？」と思っている方も多いと思うので、ここで簡単に説明しておきましょう。

リンはカルシウムとともに骨を構成している成分です。体内のリンの約80％はカルシウムと結合し、水に溶けない「リン酸カルシウム」をつくり、それがわたしたちの骨の主成分となっています。また、リンはＤＮＡや細胞膜の主成分でもあります。ですから、リンはわたしたち人間が体を維持していくうえで絶対に欠かすことのできない重要物質だと言っていいでしょう。

しかし、いくら重要物質でも、たくさん摂ったほうがいいというわけではないのです。

リンは普通の食事をしていればまず不足するということはありません。リンは肉、魚、乳製品の他、じつにさまざまな食品に含まれています。それと、とくにリンが多いとされているのが食品添加物。このため、日頃から加工食品やファストフード、スナック菓子などを多く摂っていると、知らず知らずのうちに口に入ってきてしまうことになります。しかも、リンは無味無臭のため、糖や塩のように「これは甘そうだから控えよう」「これはしょっぱそうだから控えよう」といった食行動をとることができません。それで、気がつかないまま大量に摂取してしまうことが多いのです。

そして、このように日々リンを摂りすぎていると、次第に腎臓の機能が低下したり血管や細胞がダメージを受けたりするようになり、体の老化するスピードが速まっていくことになります。それに、こうしたリンによる体のダメージは、しばしば慢性腎臓病、動脈硬化、心臓病、脳血管障害などの疾患を引き起こすことにもつながっていきます。こうした疾患はその人の健康に致命的打撃を与え、その人の寿命に影響するようになっていくケースも少なくありません。

だから、体の健康が少しでも気になるなら、糖や塩、脂肪だけでなく、リンの摂りすぎにも気をつけていかなくてはならないのです。

繰り返しますが、摂りすぎたものは出さなくてはなりません。「出す力」が低下してリンをスムーズに排出させることができなくなると、人はてきめんに健康を失っていくようになってしまいます。

ですから、体内に余分なリンをため込まないためにも、わたしたちは「出す力」をしっかりキープし、「不要なものを排泄する腎臓の力」を落とさないようにしていかなくてはなりません。この先、老化を早めたり寿命を縮めたりしないで済むように、腎臓の機能をしっかり保っていかなくてはならないのです。

腎臓は「ネットワーク管理システム」を構築している

リンや腎臓のことをくわしく述べる前に、腎臓の基本的な働きをここでちょっと整理しておくことにしましょう。

多くの教科書では、腎臓は「尿をつくる臓器」と紹介されています。しかし、これは腎臓のさまざまな働きのうちの一面だけしか捉えていません。

腎臓は、体の中の「必要なもの」と「不要なもの」を仕分けして、血液や体液の成分バランスを調整しています。腎臓に集まってきた血液を濾過《ろか》しながら、「必要なもの」は再吸収し、「不要なもの」はそのまま尿中に排出して、体内環境を一定に保っているのです。言わば、血液をはじめとした人体内の体液成分を常に一定に保つ「管理人」のような仕事を一手に請け負っているわけです。

その他にもこの腎臓という管理人は、血圧を調節したり、ビタミンDを活性化させたり、造血ホルモンを分泌したりといった仕事も行なっています。しかも、こうした管理人としての仕事を、骨、肝臓、肺、心臓などの各臓器とネットワークを構築し、逐一連絡を取り合いながら行なっているのです。

この臓器間ネットワークがどういうものかというと、たとえば、腎臓でつくられる造血ホルモンのエリスロポエチンは、分泌されるとすぐに骨にメッセージが届き、その連絡が骨に入ると骨髄において赤血球が増産され始める仕組みになっています。つまり、ホルモンを伝達役として、腎臓が骨に対しどれくらい血球をつくればいいかの連絡指示を出しているわけですね。

なお、腎臓は血液中の「必要な成分」と「不必要な成分」を仕分けする際にも、これと同じように各臓器と密に連絡を取り合うことによって、回収するべき成分の量や捨てるべき成分の量を判断しているのではないかと考えられています。ほとんど未解明な部分ですが、もしかしたら腎臓と各臓器との間で、「あの成分、足りてる?」「ああ、十分にあるから尿に出しちゃっていいよ」「じゃ、こっちの成分は?」「うーん、少し足りないから多めに回収しておいて」といった会話が交わされているのかもしれません。

つまり、腎臓という管理人は、必要なものと不要なものを分別して〝ゴミ出し〟をするだけでなく、体の中の関係各局と連絡を取り合って、何がどれくらい必要で、何をどれくらい処分していいかを即座に決めて仕分けしていく総合的な〝体内物流管理システム〟を構築しているのです。

そして、こういった腎臓のネットワーク管理システムがしっかり働いているおかげで、わたしたちはいつも体内環境を一定に保って、いつも通りの活動を営むことができるわけです。みなさん、腎臓が単に「おしっこをつくっている臓器」ではなく、人間が生きるのに欠かせない働きをしているということがお分かりいただけたでしょうか。

腎臓の「濾過機能」は消耗品で加齢とともに減少する

ごく簡単に言ってしまえば、腎臓は「血液をきれいにしている濾過装置」です。

そして、その濾過機能の主役となっているのが「ネフロン」。このネフロンの特徴や役割について少し解説しておきましょう。

腎臓には、心臓が送り出す血液量のじつに4分の1が流れ込んでいるのですが、ネフロンはそうした流入する血液を次から次へと濾過しています。

1本のネフロンは「糸球体」と「尿細管」とで構成されていて、わたしたち人間にはこのネフロンがひとつの腎臓で約100万個、ふたつで約200万個あるとされています。ただ、この数はあくまで平均値であり、人の持つネフロン数にはかなりの個人差があります。少ない人だと腎臓ふたつで50万個、多い人だと腎臓ふたつで300万個。もっとも数が多い人ともっとも数が少ない人とでは10倍近い差があるとも言われています。こうした数の開きが生じる理由は、遺伝要因もさることながら、出生時の体重が関係すると言われています。つまり、生まれたときの体重が重いほどネフロン数も多く、逆に低出生体重児はネフロン数が少ないという傾向があるようです。

それともうひとつ、意外に知られていないのが「ネフロンが消耗品である」という点です。ネフロンは加齢とともにじわじわと減少します。60代、70代になると、ネフロン数が20代の頃の半分程度に減ってしまうのです。だから、20代で平均的な数の200万個のネフロンを持っていたとしたら、60代、70代になると半分の100万個前後に減ってしまうことになります。さらに、一度減ってしまったネフロンは、回復したり再生したりすることはありません。消しゴムや口紅などの消耗品が使えば使うほど小さくなっていくのと同じように、ネフロンも長年使うにつれて減っていき、それとともに濾過をすることのできるキャパが縮小していくものなのです。

もっとも、ネフロンはかなり数が減っても大丈夫なように、相当な予備力を蓄えています。これは、歳をとってから困らないように、かなりの数のネフロンを「将来のための分」としてとってあるということ。実際、20代、30代といった若い頃は、持っているネフロンのすべてが常に使われているわけではなく、一部だけが稼働をして、残りのネフロンは交代要員として休んでいたり、あるいは必要なときにだけ稼働したりしているようです。

そのため、腎移植のドナーはふたつある腎臓のうちのひとつを取っても、すぐに腎機能が落ちるということはありません。また、慢性腎臓病の患者さんも多少ネフロン数が減ってきたとしてもすぐに腎不全になるということはありません。慢性腎臓病の場合、10 0%あったネフロンの数が5%くらいにまで減るとさすがに腎不全の危険が高まってきますが、それまでは備蓄用に残されていた分のネフロンで何とか持ちこたえられるようになっています。きっと、数に限りがあるうえに生死に関わる重要器官であるため、〝あともう残りほんのわずか〟というギリギリの状態になるまで何とか普通に生きられるよう、余裕を持って数量設定されているのかもしれません。

余裕を見て備えられているとはいえ、もし備蓄が尽きてネフロンがゼロになり、濾過機能が完全にストップしてしまったとしたら、人間はもう生きていけません。血液を濾過できないということは、血液をきれいに掃除できないということ。濾過機能が停止して毒素を含んだ汚れた血液が体内を回り出したら、人間はたちまち尿毒症を起こして死んでしまうことになります。そうならないためには、腎移植をするか人工透析をするかのどちらかの手段を講じていくしかありません。

だから、仮に透析などの措置をとらないなら、ネフロン数がどれだけ残り、腎臓の濾過機能がどれだけ残っているかは、人間がどれだけ生きられるかに直接関わってくる問題なのです。

そして、じつはこうしたネフロン数の減少に、リンの摂りすぎが非常に大きく影響していることが分かってきたのです。ただ、この件に関しては、また後の章でくわしく述べることにしましょう。

尿細管からの「再吸収」が血液成分コントロールのポイント

では、ネフロンの特徴や役割が分かったところで、腎臓が血液を濾過する流れをざっと辿《たど》ってみることにしましょう。

先ほど述べたように、ネフロンの基本構造は「糸球体」と「尿細管」とに分かれています。糸球体は毛糸玉のようなかたちをした毛細血管の塊《かたまり》で、腎臓に流れ込んだ血液はまずここで濾過されます。

糸球体は、大きなものは残して小さなものだけを通す「ざる」あるいは「濾紙」です。つまり、赤血球や大きめのたんぱく質などは濾過されずに血液中に残り、水や小さな物質だけが糸球体を通過して血管外に出ます。糸球体を通過した「濾液」は尿細管に流れ込みます。この濾液は「原尿」と呼ばれており、〝尿の素《もと》〟になります。この〝尿の素〟には、クレアチニンなどの老廃物とともに、糖、ナトリウム、カリウム、カルシウム、リンなどの体に必要な成分もまだたくさん含まれています。しかも、糸球体でつくられる原尿はものすごく大量で、1日で家庭のお風呂1杯分に相当する180Lもの原尿がつくられるとされています。

それにしても、いったいなぜ、多くの有用成分を含んだまま、こんなに大量の〝尿の

腎臓の濾過のメカニズム

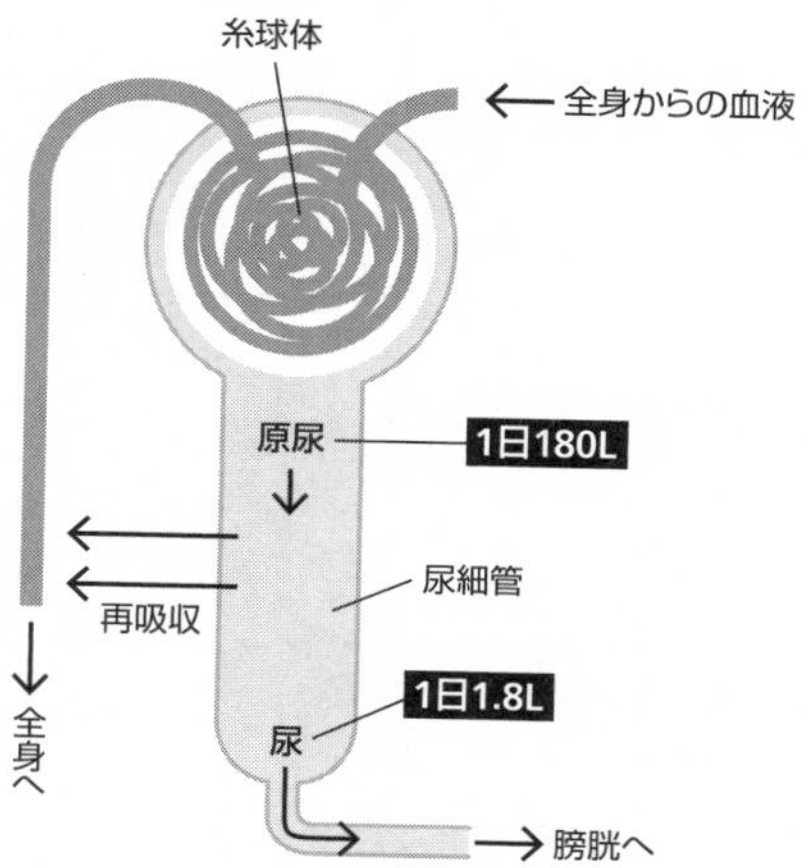

素〟をつくっているのでしょうか。その理由は、次のプロセスで「再吸収」というシステムが控えているからです。

糸球体を出た原尿は尿細管に入るのですが、この尿細管では原尿中の有用成分を体に必要なだけ再吸収して血液中に戻す仕組みになっています。また、このときに水分も99％再吸収されることになります。そして、180Lの原尿のうちの必要な成分や水分を再吸収した後に残るのがおよそ1・8Lほど。この1・8Lが膀胱を経由したのちに「尿」として排泄されることになるわけです。つまり、腎臓の中の尿細管を流れている「原尿」と、膀胱にたまる「尿」とでは組成が大きく異なることになります。

先にも述べたように、腎臓は血液中のさまざまな成分の微調整をしていて、成分ごとに必要なだけの量を再吸収し、不必要な分を尿から排出して、常に一定範囲内に収まるようにコントロールしています。すなわち、その血液成分量のコントロールが尿細管において行なわれているわけです。

水、糖、ナトリウム、カリウム、カルシウム、そして、リン……、これらの成分も、尿細管においてそれぞれ「血液に戻す分」と「尿として出す分」に仕分けられます。これも先述したように、他の臓器と密に連絡を取り合って「回収するべき分量」と「捨てるべき分量」がかなり綿密に決められているのです。

それだけ細かく厳密な仕分けが行なわれるのは、一歩間違えれば命に関わることが少なくないからです。たとえば、カリウムは血液中に増えすぎると筋肉の収縮が正常にできなくなって、不整脈や心停止につながることが知られています。バナナはカリウムが多い食品ですが、バナナのカリウムが全部血液中に入っていったとしたら、それこそ命に関わる事態になってしまうでしょう。でも、バナナの食べすぎで亡くなる人はまずいません。その理由は、入ってきた大量のカリウムを全身の細胞が一時的に取り入れてピンチをしのぎ、しのいでいる間に腎臓が摂りすぎた分のカリウムを尿とともに排出しているからです。すなわち、わたしたちがバナナの食べすぎで死なずにいられるのは、腎臓がカリウムの量を調整してくれているおかげなのです。

このように、血液中のミネラル成分は、決められた範囲の量をちょっとでも超えてしまうと非常事態につながることが多く、だからこそ尿細管における成分微調整は危機管理体制をしっかり整えたうえで非常に注意深く行なわれているわけです。後でくわしく述べますが、尿細管においてはリンの調整に関してもたいへん厳重な警戒体制が敷かれ、リスク管理が徹底されています。

ともあれ、こういった腎臓の濾過機能のおかげで、わたしたちは体内を巡る血液を日々きれいにリフレッシュして、なおかつ体内を巡るミネラルなどの成分を日々一定範囲内に保っていられるというわけです。

みなさん、腎臓の行なっている「管理人としての仕事」がいかにたいへんなものか、体内環境を一定に保つための管理システムがいかに精巧にできているか、だいたいお分かりいただけたでしょうか。

「クロトー遺伝子」の発見はセレンディピティだった！

さて、それでは、こうした腎臓の機能がリンや老化とどのように関係してくるのか、少しずつひもといていくことにしましょう。

先にも触れましたが、私は30年ほど前に「クロトー遺伝子」を発見しました。この遺伝子が「腎臓」「リン」「老化」というワードをつなげる最初のきっかけとなったので、まずはこの遺伝子を発見した経緯から話をスタートしたいと思います。

みなさんは「トランスジェニックマウス」をご存じでしょうか。これは、マウスの受精卵に人為的に作製した遺伝子を注入して特定の症状を発現させるようにしたマウス。約30年前、国立精神・神経センター（現、国立精神・神経医療研究センター）で研究員をしていた私は、このトランスジェニックマウスをつくる研究作業に従事していました。

じつは、私のもともとの専攻は循環器内科で、その当時、トランスジェニックマウスの技術を使って「高血圧モデルマウス」をつくろうとしていたのです。すなわち、「この遺伝子を入れたら高血圧になるだろうか」「あの遺伝子を試したら高血圧になるかもしれない」と、日々試行錯誤をしていたわけですね。

そんなある日、遺伝子操作をしたマウスの中に、不思議な症状を示すマウスが見つかったのです。

そのマウスは、他のマウスと比べて「体が小さい」「毛並みが悪い」「背骨が曲がっている」「体の動きがたどたどしい」といった特徴があり、その様子には「老化が早い」としか言いようのない症状が現われていました。しかも、老化が早いだけでなく寿命も短く、正常なマウスがだいたい2年半前後は生きるのに対して、そのマウスの場合はたった2か月半で死んでしまうのです。

いったい、何が原因でこういう症状が現われるようになったのか。その〝老化加速マウス〟をくわしく調べたところ、腎臓の中で働く「ある遺伝子」が壊れていることが分かりました。つまり、このマウスが生まれたのは、遺伝子操作の際に、この「ある遺伝子」を偶然壊してしまったのが原因だったということ。要するに、たまたま起きた〝ミス〟によって〝老化加速マウス〟が誕生したわけです。

ちなみに、こういう偶然の発見ができるのは、研究者にとってはとても幸運なこと。よく「何か別のものを探しているときに、予想外の素敵なことを偶然発見すること」を「セレンディピティ」と呼びますが、そのときは私のもとにもセレンディピティが舞い降りてくれたのかもしれません。

ともあれ、私は「老化抑制に関わる何らかの遺伝子が壊れ、それによってマウスに老化加速症状が現われたのではないか」という仮説を立てました。そして、その遺伝子を「クロトー遺伝子」と名づけました。命名の由来はギリシャ神話。神話の中に運命をつかさどる3人の神が出てくるのですが、そのうちのひとり、「生命の糸」を紡ぐ女神のクロトーにちなんでいます。

クロトー遺伝子はリンの排泄依頼を受け取る「メールBOX」

その後、私は縁あってテキサス大学に就職し、そこでクロトー遺伝子の研究を続けていくことになりました。次の課題は、クロトー遺伝子がいったいどういう機能を持ち、どのように働いているのかを突き止めることでした。

ただ、これがなかなかの難題で、解明までに10年近い歳月を要してしまいました。

滞っていた研究が一気に進むきっかけになったのは、FGF23（線維芽細胞増殖因子23）と呼ばれる物質の働きが明らかになってきたことです。当時、FGF23の遺伝子を破壊したマウスがつくられたことが報告されていたのですが、そのマウスに出る症状がクロト―遺伝子欠損マウスのものと非常によく似ていたのです。

FGF23はそのときすでに「リンを体外に出すためのホルモン」として知られていて、骨から分泌され、血中を流れて腎臓に到達すると「リンを排泄せよ」という指令を伝えることが明らかにされていました。つまり、体内にリンが増えると分泌され、「もうこんなにリンは要らないから外へ出せ」というメッセージを腎臓に出して、リンの体内量のバランスを調整するホルモンだったわけです。

じつは、クロトー遺伝子は、このFGF23を受け取るための受容体の役割を果たしていたのです。

ここは簡単に説明しましょう。

たとえば、FGF23が「リンを排泄して」という内容を載せたメールで、その知らせを受け取る「メールBOX」がクロトー遺伝子だと思ってください。もし、クロトー遺伝子のメールBOXが壊れていたら、FGF23のメールは届かないままになってしまいますよね。骨がどんなにメールを出しても「リンの排泄依頼」は腎臓に受理されず、体内にリンがたまっていく一方になってしまいます。また、同じように、骨のFGF23メールの発信機能が壊れていた場合も、腎臓のメールBOXに一向に連絡が来ず、体内にリンがたまっ

FGF23とクロトー遺伝子は、リンが過剰になるのを防ぐホットライン

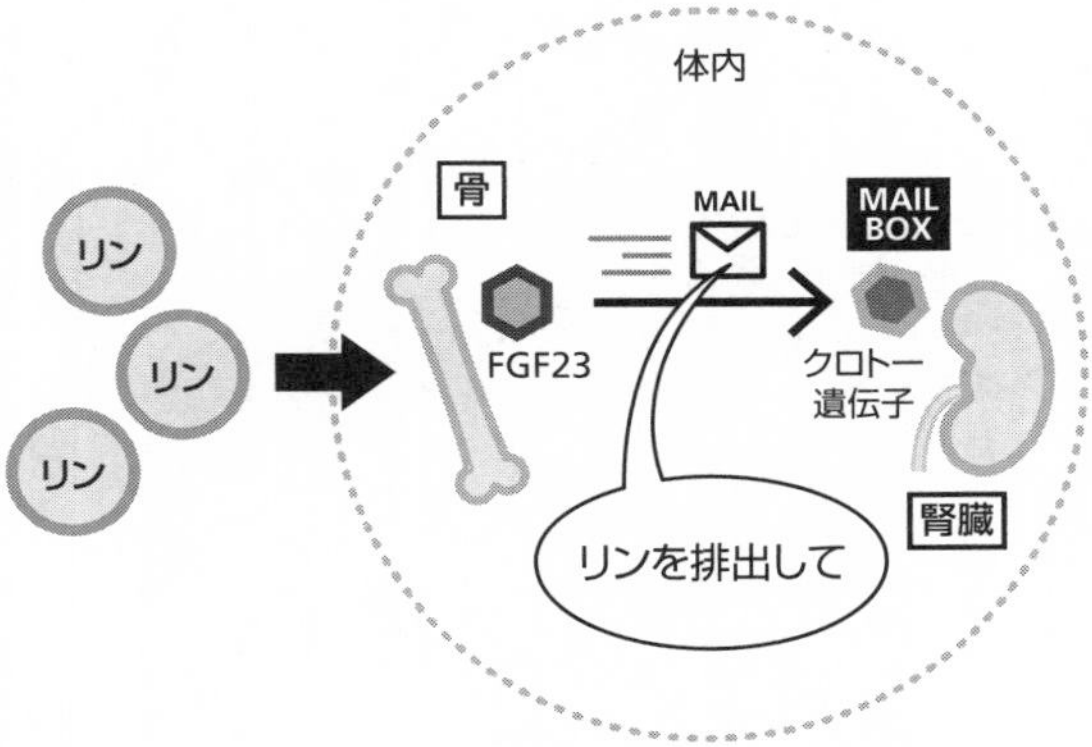

ていく一方になってしまうでしょう。

すなわち、FGF23とクロトー遺伝子は「体内にリンが過剰になるのを防いでいるホットライン」であり、どちらかの遺伝子が破壊されてホットラインが遮断されてしまうと、体内にどんどんリンが蓄積して過剰症の症状が現われるようになっていく。それで、「FGF23欠損マウス」にも「クロトー欠損マウス」にも、とてもそっくりな老化加速症状が現われていたというわけです。

とにかく、こうしたメカニズムが判明したことにより、クロトー遺伝子が血液中の余分なリンを尿中へ排泄するのに必要な遺伝子だということが分かりました。実際、クロトー欠損マウスは、正常なマウスと比べると血液中のリンの濃度が異常な値に上がっています。すなわち、クロトー欠損マウスにさまざまな老化加速症状が現われるのは、食事から摂取したリンを体外に排出することができず、次から次にリンを体内にため込んでしまっているせいだったのです。

研究ではそれを裏づける証拠をつかむこともできました。クロトー欠損マウスにリンを減らしたエサを与え、リンが体内にたまらないようにしてやったところ、なんと、一連の老化加速症状が治るという結果が得られたのです。しかも、何匹ものクロトー欠損マウスを使ってさまざまな量のリンを食べさせる実験をしたところ、エサのリンの量を多くしたマウスでは老化症状が進み、リンの量を少なくしたマウスでは老化症状が出ないということも判明しました。

このように、クロトー遺伝子の発見以来、地道に研究を進めてきた結果、リンが老化に深く関わっているらしいことが少しずつ浮かび上がってきたのです。老化が加速するかどうかは「FGF23とクロトー遺伝子のリン制御システム」が正常に働いているかどうかにかかっています。それでいよいよ私は「リンこそが老化加速物質なのではないか」と考えるようになっていきました。

ただ、そこで問題になってくるのが「いったいリンはどんなメカニズムで老化症状を発生させているのか」「こんなにも老化を進ませてしまうリンとはいったい何者なんだ」という点です。

もっとも、これに関して説明を始めるとかなり話が長くなってしまうので、リンについては次の章でじっくり解説をしていくことにしましょう。

リンは血中で高濃度になると「細胞毒」のように働く

ところで、リンを体外に出せずに血中にためるようになってしまうと、どのような症状が起こるのか。クロトー欠損マウスをくわしく調べると、おおよそ次のような問題を確認することができました。

高リン血症（血中リン濃度高値）、動脈硬化（血管石灰化）、成長障害、心肥大、骨粗しょう症、性腺・胸腺・皮膚の萎縮、老人肺（肺気腫）、サルコペニア（筋肉量の減少）、感音性難聴、認知症、慢性炎症、寿命の短縮このように、非常に多岐にわたる疾患が降りかかってくることになるのです。ありとあらゆるトラブルに見舞われると言ってもいいかもしれません。

クロトー欠損マウスが腎臓から排出できなくなったのはリンのみ。他の腎機能は正常に働いているわけで、尿もちゃんと出せているし、ナトリウムやカリウム、カルシウムなどのミネラルも、余分な分はちゃんと排出できているはずです。

しかし、それでもこのような多岐にわたる疾患が現われるということは、「リンの貯留がいかに体に大きな害をもたらしているか」を如実に物語っていると言ってもいいのではないでしょうか。

私は、リンは高濃度になると「細胞毒」や「病原体」のように働くと考えています。血中リンが高濃度になれば、血液が触れるところ、全身のすべてがその「毒」にさらされると言っていいでしょう。

そのため、とりわけ血管はボロボロにやられてしまいます。後でくわしく述べますが、血液中のリン濃度が高いと血管内皮細胞が障害され、血管がガチガチに硬くなる「石灰化」という現象が進むことになるのです。

また、血液は体のあらゆる臓器に流れ込んでいますから、血液とともに「毒」が流れ込んでくるとなれば臓器や細胞もたまったものではありません。これも後でくわしく述べますが、高濃度リンの「毒」が回ってしまった細胞は正常に働けなくなり、細胞障害を起こしたり慢性炎症を起こしたりするようになると考えられています。

このように、血中にリンがたまると、血管、臓器、細胞が次から次に悲鳴を上げ、あちらにもこちらにも同時多発的に不調や疾患が発生するようになっていくのです。まるで、リンが体にたまり出したことによって、生きていくために必要なすべての歯車がギシギシと軋《きし》んで動きを落としていくかのようです。

私は、これこそが「老化の加速」だとにらんでいます。

きっと、こうした体のあちこちに不調や疾患が現われるような老化の流れは、「体内にリンがたまる」という状況を何とかしないかぎり止められないのでしょう。クロトー欠損マウスの場合は、リンがたまらないようにしてやれば、ほとんどの症状が治ったり改善したりするようになります。しかし、腎臓で「リンを排泄できない」という状況になると、リンがどんどん体にたまる一方となり、老化が急激に加速するのを避けられなくなるのかもしれません。

透析患者の陥る症状はクロトー欠損マウスとそっくり

じつは、わたしたち人間にも体にリンがたまってしまう病気があります。

それが「慢性腎臓病（CKD）」です。

慢性腎臓病は、日本では成人の8人に1人が患う国民病で、腎臓の働きが悪い状態が3か月以上続くとこの病気と診断されます。悪化するまで自覚症状がないため、肝臓とともに「沈黙の臓器」と呼ばれる腎臓の、恐ろしい病気です。いくつかのタイプがあり、なかでも糖尿病や高血圧の合併症として起こる場合が目立ちます。原因はさまざまですが、慢性腎臓病とはネフロンの数が少なくなった状態と言えるでしょう。

先にも触れたように、ネフロンの数は加齢とともに減っていきます。これは誰にでも起こる「老化現象」。そして、こうしたネフロン数の減少による「腎臓の老化」が、慢性腎臓病の素地となります。それに加えて糖尿病や高血圧などが「腎臓の老化」を加速させることで慢性腎臓病を発症するケースが非常に多いのです。

「腎臓の老化」の原因は不明ですが、糖尿病や高血圧は治療できます。そのため現時点では、「糖尿病や高血圧を治療すること」が慢性腎臓病の治療の基本となっています。最近さまざまな新しい薬が開発されて糖尿病や高血圧の治療が飛躍的に進歩したのにもかかわらず、超高齢社会を迎えた日本や先進諸国では慢性腎臓病の患者が依然増加しています。これはやはり、「腎臓の老化」という素地の部分が制御できていないことが原因だと考えていいでしょう。

なお、慢性腎臓病が進行してネフロンの数が減り続けると、最終的には血液濾過が十分にできなくなって尿毒症を起こしてしまうため、透析か腎移植をしないと生きていけなくなります。このような状態を「腎不全」と呼びます。とくに日本では臓器移植が普及していないので、腎不全のリスクが高まると、ほとんどの場合人工透析に移行することになります。人工透析患者の数はすでに30万人を超えていて、いまなお毎年1万人のペースで増え続けているとされています。そして、人工透析を受けている患者さんは、高リン血症、動脈硬化、心肥大、骨粗しょう症、脳卒中、認知症、慢性炎症などの疾患にたいへん罹患しやすいという特徴があります。

ところでみなさん、この病名の並びで何かお気づきではありませんか?

そう、クロトー欠損マウスに発生する症状と非常によく似ていますよね。私はクロトー欠損マウスの症状をつぶさに調べてきたせいで、よりそう感じるのかもしれませんが、クロトー欠損マウスと人工透析の患者さんの陥る症状や病態を見比べると、本当に〝うりふたつ〟というくらいにそっくりなのです。

もちろん、クロトー欠損マウスのほうは「リンが排泄できないだけで他の腎機能は正常」であり、人工透析の患者さんは「リンの排泄だけでなく腎機能全般がストップしてしまっている」という違いはあります。しかし、これほどまでにそっくりとなると、やはり「クロトー欠損マウスも人工透析の患者さんも、体内にリンが貯留しているために同じような症状が現われている」という可能性を否定できないでしょう。

私は、尿毒症とは「リンによって起こる早老症」だと考えています。すなわち、ネフロンの数が減ってしまうと、リンを体外に排泄する能力がだんだんと衰えていき、体の中にリンがたまりがちになるとともに老化が加速して、進行するとさまざまな深刻な症状や疾患が発生するようになっていく――そういう病気なのです。透析を受けている患者さんに動脈硬化、心臓病、脳卒中になる人が多いのも、リンを制御しきれていないせいだと考えています。腎不全によって発生する幾多のトラブルは、「体内にリンがたまったせいで起こっている」と考えていけば、ほとんどすべて辻褄《つじつま》が合うのです。

だって、みなさん考えてみてください。

クロトー欠損マウスの場合、リンがたまらないようにした途端、老化加速症状がぴたりと治るのです。「じゃあ、人間の場合もリンが体内にたまらないようにすれば、慢性腎臓病がらみの症状や疾患を治せるようになるんじゃないだろうか」と考えるのも、別にそう不思議ではありませんよね。

私はいま、自治医科大学の分子病態治療研究センター抗加齢医学研究部というところで研究活動を続けているのですが、ここ数年はリン制御による慢性腎臓病の治療研究にかなりの時間を割いてきました。その結果、リン摂取を制限したりリン吸着薬を使ったりして、体内に入ってくるリンの量を減らすことが人間の慢性腎臓病の治療にも有効であるという確信を得ることができました。すなわち、腎臓を「余分なリンを捨てる」という仕事から解放してやるとともに、体内へのリン貯留を抑えていくという手段が治療に有効だということ。しかも、リンをしっかり制御していけば、腎不全による尿毒症だけでなく、まだ透析を必要とするほど重症化していない慢性腎臓病（保存期の慢性腎臓病と呼びます）の患者さんの病状の進行を遅らせて、透析に移行するのを防いでいくことも可能になると考えています。

まだ治験が行なわれていない段階なのですが、こうした「リンを抑える治療」が普及すれば、慢性腎臓病の患者さんを大きく減らしていくことができるでしょうし、透析に移行する患者さんも大きく減らしていくことができるでしょう。

先ほども述べたように、加齢にともなうネフロン数の減少は、これまで「原因不明で治せない老化現象」と見なされてきました。しかし、これから先は「リンを抑えれば進行を遅らせることができる病気」として認知されるようになっていくのかもしれません。

こうした腎臓の老化や慢性腎臓病とリンの問題については、後ほど別に章を設けてじっくり述べていくことにしましょう。

腎臓の管理機能を維持することが健康長寿につながっていく

この章ではここまで腎臓の機能やクロトー遺伝子の話をしながら「腎臓とリンが老化に深く関わっている」ということを述べてきました。

みなさん、いかがでしょう。「腎臓を通してリンを体外に排出すること」がどんなに大事か、お分かりいただけたでしょうか。

腎臓が正しく機能していることは、生きるための必要条件。とりわけ、日々しっかりリンを排泄していくことは、「老い」「衰え」「病気」を早めてしまわないために欠かせない条件なのです。

ページがだいぶ戻りますが、本書の「はじめに」のところで説明した「動物の寿命の話」を思い出してください。「動物の寿命は体の大きさと比例するとされてきたけれど、なかには当てはまらない動物もいて……ただ、血液中のリン濃度の順で並べ直すとすべての動物がきれいに並ぶ」という話をしましたね。

この研究報告が示すように、血中リン濃度の高さは動物の寿命を大きく左右する要因のひとつ。腎臓を通していかにリンをスムーズに排出できるかが寿命の決め手になっていると言ってもいいでしょう。

血中のリンをスムーズに排出する腎機能システムが整っているということは、すなわち「老化抑制システム」が整っているということ。その点、わたしたち人類にはＦＧＦ23―クロトー遺伝子のホットラインをはじめとしたリンを管理する合理的システムが整っていて、だからこそ老化スピードを抑えることができ、他の動物よりも長い寿命を生きられるようになったのかもしれません。

リンが人間の寿命を左右することは、もう疑う余地のない事実と言ってもいいでしょう。血中リン濃度が正常範囲内の人およそ４０００人を対象とした疫学調査研究では「血中リン濃度が高い人は、低い人に比べて７割も死亡率が高くなる」という結果も報告されています。

とにかく、腎臓のリンを制御管理するシステムが崩れてリンが体にたまり出すと、老化がどんどん加速してしまい、そして、その老化加速がその人の寿命に少なからず影響を与えるようになっていくのです。

言わば、腎臓の制御管理機能をどれだけ維持できるかがわたしたちの寿命のカギを握っているわけですね。

腎臓が寿命を決めている――。

私は、そう言っても決して言いすぎではないと思います。先にも述べたように、人間は「体の中の不要なものをスムーズに排出してこそ長く健康に生きられる生き物」。それをつかさどる腎臓の「出す力」をどれだけ長く維持できるかによって、人の生きる寿命が決まってくるのです。

だからみなさん、腎臓を大切にしていきましょう。腎臓の体内管理コントロール機能をしっかり維持することによって、老化を防ぎ、いつまでも若々しく健康に長生きをしていけるようにしましょう。

人類は高機能な腎臓を持つことによって寿命を延ばしてきたのです。ぜひその精密機械顔負けの機能を生かし、これから先の人生でアンチエイジングや健康長寿を実現していこうではありませんか。

第2章　リンが老化を加速する！

——骨以外の部分にできる「CPP」こそが治療標的

リンのいちばん大きな役割は骨を維持すること

リンがなければ人間は生きていけません。もしリンがなくなったら、人類だけではなく他の生物も絶滅してしまうでしょう。

それくらいリンは生き物が生きていくために欠かせない元素です。

ただし、非常に重要な元素ではあるけれど、非常に取り扱いに気をつけていかなくてはならない元素でもあるのです。

前の章ではリンが体内に必要以上に増えると「細胞毒」になったり「老化加速物質」になったりすることを述べました。生きていくのに欠かせない働きをしているリンが、老化のスピードを上げてしまうのはいったいどうしてなのでしょう。この第2章では、リンがどういう物質で、わたしたちの体にどのような影響をもたらしているのかをくわしく見ていくことにしましょう。

先にも少し触れましたが、リンはわたしたちの体を構成する重要成分です。まず、全身の60兆個の細胞ひとつひとつの細胞膜の成分としてリンが使われていますし、それらの細胞内の核のDNA成分としてもリンが使われています。また、細胞内のシグナル伝達にもリンが使われていますし、体内でエネルギーを生み出すためのATPサイクルにもかなりの量のリンが使われています。これだけ見ても、われわれ人間がリンなくして生きていけないということがお分かりいただけるでしょう。

ただ、こういった「細胞やATPに関わっているリン」は全体の20%ほど。じゃあ、残り約80%を占める大部分のリンは何のために使われているのか。

そう。80%のリンはわたしたちの骨の維持のために使われているのです。

そもそも、人間の骨はリンとカルシウムが結合した「リン酸カルシウム」によってできています。わたしたちがこの地上で重力に負けることなく活動ができるのは、リンとカルシウムでできた硬くて丈夫な骨でしっかり体を支えているからであり、そういう点で見れば、わたしたちはリンとカルシウムのおかげで体を支えたり動かしたりできているようなものなのです。

しかし、もしこのリン酸カルシウムが骨以外のところへ溶け出してしまったらいったいどうなるでしょう。じつは、これが非常に厄介な事態を引き起こし、わたしたちの老化や寿命に少なからぬ影響を与えるようになっていくのです。このことに関しては後ほどくわしく述べていくことにします。

とにかく、リンの働きや人体への影響は、「骨」を抜きにして語ることはできません。ここはひとつ、地球上の動物がどうしてリン酸カルシウムの骨を持つようになったのかというところから説き起こしていくことにしましょう。

動物はなぜリンを骨に蓄えるようになったのか

みなさん、次ページの表を見てください。

これは「海水を構成する元素」と「人体を構成する元素」をそれぞれ多い順に1位から10位まで並べたもの。多さの順番は違っていますが、両方ともほとんど同じ元素で構成されているのがお分かりいただけるのではないでしょうか。

生命は海から誕生したとされています。わたしたちの遠い遠い故郷が海にあるのだとすれば、人体の組成成分が海水と似ているのも当然なのかもしれません。

ただ、両者をよく見比べると、ひとつだけ違いがあります。海水で5番目に多いのはマグネシウムですが、人体のほうは10位までに入っていません。また、人体で7番目に多い

海水と人体の10大元素

順位	海水	人体
1	水素	水素
2	酸素	酸素
3	ナトリウム	炭素
4	塩素	窒素
5	**マグネシウム**	ナトリウム
6	硫黄	カルシウム
7	カリウム	**リン**
8	カルシウム	硫黄
9	炭素	カリウム
10	窒素	塩素

のがリンですが、海水のほうは10位までに入っていませんよね。

この事実は、生物の進化の過程のどこかの時点で、われわれの遠い祖先が体にリンを積極的に蓄えるようになったことを意味します。

体にリンを大量に蓄えるようになった最初の生き物は「硬骨魚類」です。いまからおよそ4億年前に進化したとされています。硬骨魚類が登場する以前の生物の骨は、炭酸カルシウムや軟骨やキチンという比較的やわらかい物質でできていました。これに対し、硬骨魚類は、リンをリン酸カルシウムというかたちで骨に大量に蓄えるようになったのです。リン酸カルシウムでできた

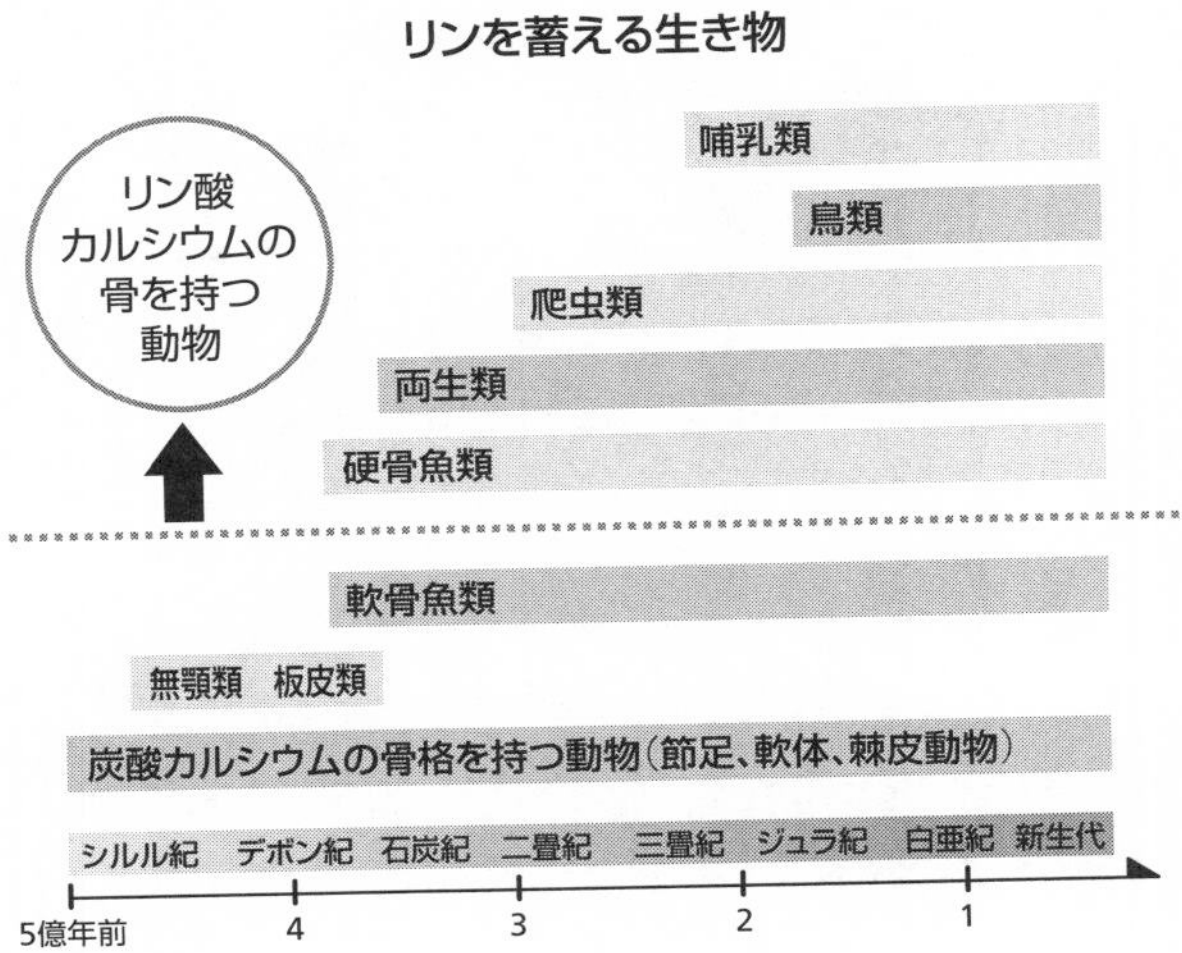

骨は、物理的に硬く強度に優れています。それで、硬骨魚類以降の脊椎動物はこの硬くて丈夫な骨を備えるようになっていきました。

また、そのうち硬骨魚類の中に外敵がより少ない陸に上がろうと試みる生物が現われました。リン酸カルシウムの硬くて丈夫な骨を持ったことで、水の浮力の助けを借りなくても、重力に抗して陸上で体を支えたり、動き回ってエサを探したりすることが可能となったのです。つまり、リン酸カルシウムの丈夫な骨を持ったことが、陸上で活動できる脊椎動物の進化の前提条件となったと考えられます。

そして、その後、両生類、爬虫類、鳥類、

哺乳類……、リン酸カルシウムの硬い骨を持ったさまざまな動物が陸上で繁栄するようになっていったというわけです。

このように、生き物は骨の中にリンを蓄える仕組みをつくったことによって陸上に進出できたと言ってもいいのです。

しかし、その一方でリン酸カルシウムの骨を持った動物たちは、非常に大きなリスクを抱えることになってしまいました。つまり、そのリスクこそ、過剰になったリンが引き起こす「老化加速」「寿命短縮」といった諸問題だったのです。

リンとカルシウムは「いつでも固められる工事用セメント」

ここで少し、骨についておさらいをしておきましょう。

みなさんの中には「骨」に対して「ずっと不変のまま、硬くて丈夫な状態を保っている」というイメージを持っている人も多いかもしれません。

しかし、わたしたちの骨は常につくり替えられています。疲労骨折などを防ぐため、日々古くなった骨を壊し、新しい骨をつくって次々に新陳代謝しているのです。大人の場合、3～5年で全身のすべての骨が入れ替わるとされています。

そして、このつくり替えを担当しているのが「破骨《はこつ》細胞」と「骨芽《こつが》細胞」。破骨細胞は古い骨を溶かして壊す役割を担っていて、このとき骨の中にあったカルシウムやリンは血液中に放出されます。一方、骨芽細胞は血液中のカルシウムやリンを取り込んで新しい骨をつくっていく役割を果たしています。

このように、骨では常時、溶かしてはつくり溶かしてはつくりという工事作業が行なわれていて、その工事現場では、リンやカルシウムがダイナミックに出し入れされているということになります。

たぶん、このリンとカルシウムという組み合わせは、骨のつくり替え工事を効率よく進めるためにはうってつけなのでしょう。なぜなら、わりと簡単に溶かしたり固めたりすることができるうえ、両者がリン酸カルシウムとして結びつくと生体内ではこれ以上ないというレベルの硬さと強度を実現できるからです。

じつは、このリンとカルシウムのペアは、生体内での溶解度が低く、生体内の濃度で容易に「析出《せきしゅつ》」することが知られています（析出とは「液状だった物質が結晶状や固体状になって現われてくること」を指します）。

なお、生体内にはさまざまなイオン物質があるものの、リンとカルシウムのペアのように低い濃度でも容易に析出してしまう組み合わせは他にはありません。水に溶けていたものが体の中で勝手に析出してしまうのはたいへん危険なことなので、ほとんどの物質はどんな組み合わせでも析出しないようになっているのです。

ところが、リンとカルシウムのペアは、生体内でいつも過飽和の状態に保たれていて、いつどこで結晶化してもおかしくないような濃度になっています。おそらくこれは、体内のどこでも必要になったときにすぐに骨をつくれるようにするための仕組みなのでしょう。言わば、いつでもどこでも骨のつくり替え工事を始められるように、パパッとすぐに固められる状態になっているわけですね。そういう点で見れば、リンとカルシウムは「いつでも固められる工事用セメント」のようなものなのかもしれません。

ただし——。

こうした「リンとカルシウムがいつ析出してもおかしくない状態」は、常に危険と隣り合わせなのです。

だって、考えてみてください。

もし、この「工事用セメント」が骨以外のところで固まってしまったらどうなると思いますか? リンとカルシウムが血液中で析出してしまったり血管や臓器で析出してしまったりしたらいったいどうなるのでしょう。血管や臓器がさまざまなトラブルに見舞われることが想像できますよね。

じつは、そうしたトラブルが現に起こっているのです。

リン酸カルシウムは、骨という「貯蔵庫」にストックされている分にはまったく何の問題も起こしません。しかし、血液中や細胞外液など、骨以外のところでリン酸カルシウムが析出すると、非常に厄介な事態を招くことになります。すなわち、血管や細胞がセメントで塗り固められてしまったかのごとくガチガチになり、多くの問題を引き起こすようになるのです。

なお、この「セメントで塗り固められたかのように組織が硬直化していく現象」は「石灰化《せっかいか》」と呼ばれています。

つまり、血管などの骨以外の組織でリン酸カルシウムが析出すると、その組織に石灰化を引き起こす。そうすると、石灰化した組織の機能が低下して、さまざまな不調や病気が発生するようになっていく。そして、こうした不調や病気によって老化がどんどん加速していってしまうようになるのです。

「CPP」こそが治療標的だった！

骨以外の場所でのリン酸カルシウムの析出は、血液中のリンが過剰になるとたいへん起こりやすくなります。

もっとも、リン酸カルシウムは、普段はたんぱく質と結合してコロイド粒子のかたちで血中を移動しています。そして、この「リン酸カルシウムのコロイド粒子」はCPP(Calciprotein particle)と呼ばれています。

つまり、このCPPこそがわたしたちの体に数々の健康被害を引き起こしている〝実行犯〟なのです。前の章で、血液中のリンが高濃度になると、「細胞毒」や「病原体」のように働いて老化を加速させるという話をしましたが、まさにこれを引き起こしているのがCPPだということになります。

だから、本当の悪者は、リンそのものというよりも、むしろこのCPPなんですね。リンそのものには別に罪はなく、むしろ日々体に欠かせない役割を果たしてくれているのですが、カルシウムと結合してリン酸カルシウムとなって析出した途端、凶悪な行動をとり始めるようになると考えてもいいでしょう。

私はこのCPPを、老化を抑制したり慢性腎臓病を治したりしていくための「治療標的」としています。

治療標的と定めた経緯をここで簡単に述べておきましょう。

以前、わたしたちは、「リン濃度の高い液の中で細胞を培養すると細胞が早く死ぬ」ということを確かめる実験をしていました。当時、高濃度のリンが細胞に対して「毒」のように働くことはすでに知られていたのです。

ところが、この実験を担当していた学生が「リン濃度の高い培養液は少し濁っている」と言っていたのが気になって顕微鏡で培養液をチェックしたところ、直径が1ミリの1000分の1以下という非常に小さな粒子が無数にできているのが確認できたのです。すなわち、この粒子がCPP。リン濃度が溶解度を超えて高かったためにリン酸カルシウムが析出し、培養液中のたんぱく質と結合してコロイド粒子となって浮遊していたわけです。

そして、その後わたしたちは、高濃度リンの細胞毒性は、リンそのものの仕業ではなく、リン濃度が上昇した結果発生したCPPの仕業であることを突き止めたのです。また、CPPをくわしく調べていくと、細胞毒になるだけでなく、石灰化を起こしたり炎症を起こしたりして体の各組織に対して病原体のように働くことも分かりました。

さらに、CPPが腎機能を低下させることも分かりました。後でくわしく述べますが、余分なリンを腎臓から尿へ排泄する際、リン濃度の上昇によって原尿中にＣＰＰが発生し、尿細管に大きなダメージを与えていたのです。

このように、リンはＣＰＰという姿に変貌すると、細胞毒、病原体となって全身のあちこちに不調や病気の種をまき散らすようになり、こうした全身のトラブルが老化をスピードアップさせる原因になっているわけです。

だから、高濃度のリンの弊害を防ぐには、リン濃度を下げる他にも、リン酸カルシウムの析出を防ぎ、ＣＰＰの形成を抑えることも有効な治療法と考えられます。老化や病気を防ぐために、ＣＰＰという新たな治療標的をどうやって抑え込んでいくかについては、また後ほど述べることにしましょう。

「血管石灰化」で起こる動脈硬化の怖さを知っていますか？

ちょっとここで、ＣＰＰがわたしたちの体に対してどんな悪さを働いているのかを具体的に示しておきましょう。

まず、血管に対する影響です。

みなさんは動脈硬化にふたつのタイプがあることをご存じでしょうか。

ひとつは「粥状《じゅくじょう》硬化」による動脈硬化で、こちらは比較的よく知られています。すなわち、コレステロールなどの脂が血管壁にたまり、血液の通り道を狭めていってしまうタイプ。お粥《かゆ》のようにドロッとした脂がたまっていくため「粥状」という名がつけられていて、盛り上がった脂が血管を塞いでしまうと血流が堰《せ》き止められ、脳卒中、狭心症、心筋梗塞などの疾患へとつながっていきます。

また、もうひとつが「血管石灰化」によって起こる動脈硬化です。こちらは、リン酸カルシウム結晶のコロイド粒子、すなわちCPPが引き起こす動脈硬化で、文字通り血管が硬くなるタイプです。一般の方々にはあまり知られていません。

先にも述べたように、血液中を浮遊するCPPは、血管壁に沈着して血管を石灰化させるように働きます。石灰化の場合は、粥状硬化のように血管内腔を狭めることはありません。ただ、石灰化を起こすと、血管がまるでセメントで塗り固められたかのようにガチガチに硬くなってしまうのです。

たとえば、ゴムホースなどは何年も庭に置きっぱなしにしていると柔軟性がなくなって硬くなってきますよね。古くなると少し力を入れただけでポキッと折れてしまうくらいにボロボロになることもあります。石灰化が起こると、まさに血管があれと同じような状態になると考えるとイメージしやすいかもしれません。血管が柔軟性を失うと、血液の流れ方や血圧の変動に悪影響が出て、さまざまな臓器障害や心肥大などの原因になることも分かっています。

そして、血管石灰化も脳卒中や狭心症、心筋梗塞を起こす大きな原因となります。とくに高齢者が起こす動脈硬化には血管石灰化が原因になっているケースが多く、より生命に関わる疾患イベントにつながりやすいのです。実際、血液中のCPPは加齢とともに増えていきます。ですから、脳血管障害や心臓病で命を落とさないためにも、血中のCPPを減らし、血管石灰化を防いでいくことが非常に重要になってくるわけです。

それに、血管は脳や心臓だけでなく全身のすべての臓器に通じているわけですから、そうした血管が体のあちこちで石灰化を起こせば、全身のさまざまな臓器は到底普段通りの働きができなくなっていくだろうと考えられます。みなさん、全身の血管が野ざらしのホースのようにボロボロになって、次から次に臓器にトラブルを発生させるのをイメージしてください。血中のCPPを放っていると、まさにそういう怖ろしい事態が進行してしまいかねないのです。

リン酸カルシウムと脂の比較

不溶性物質	リン酸カルシウム	脂
たんぱく質とくっつくと……	CPP	リポたんぱく（HDL、LDL）
貯蔵先	骨	脂肪細胞
貯蔵先からあふれると……	動脈硬化（血管石灰化）、老化	動脈硬化（粥状硬化）、脂肪肝

なお、先にも触れましたがリン酸カルシウムは水に溶けません。水に溶けないからこそたんぱく質とくっついてコロイド粒子になることで血中を流れているわけです。また、これと同じように、コレステロールなどの脂も水に溶けません。水に溶けないからこそたんぱく質にくっついて、HDLやLDLなどのコロイド粒子になって血中を流れているわけです。

両者はたいへん多くの共通項があり、「本来の貯蔵先」でないところに蓄積し始めるとさまざまな健康被害をもたらすという点でも似ています。

脂の場合は、本来の貯蔵先は全身の脂肪細胞です。しかし、血管にたまったり肝臓にたまったり、本来たまるべきではないところに蓄積し始めると粥状硬化や脂肪肝などの問題を引き起こします。一方、リン酸カルシウムの場合は、本来の貯蔵先は骨です。しかし、骨の外に出て、血管や細胞などの本来たまるべきではないところへ行くと、血管石灰化や炎症を引き起こします。

このように、「生体内で水に溶けない物質」は、本来の貯蔵先ではないところへ彷徨《さまよ》い出ると体に悪さを働くように仕組まれているのかもしれません。

逆に言えば、わたしたちが健康をしっかりキープしていくには、脂とリン酸カルシウムという「水に溶けない2大物質」を生体内でちゃんと管理していく姿勢が必要不可欠なのでしょう。

リン酸カルシウムも、骨というコンパートメントに収納されてさえいれば、まったく何の問題も起こしません。だからこそ、骨という「家」から家出をしてふらふらと彷徨い歩かないように、しっかり管理をしていかなくてはならないのです。

「非感染性慢性炎症」の怖さを知っていますか?

では次に、CPPが細胞に対してどんな悪さを働くかを見ていきましょう。

先にも述べたように、CPPは細胞に対して「毒」として作用し、細胞がCPPに接触すると細胞障害や細胞死が発生するようになります。そして、しばしば低レベルの炎症を起こすようになっていくのです。

この炎症は、言わば自然に起こる免疫反応です。細胞にとって血流に乗ってやってくるCPPは毒性を持った「招かれざる客」であり、異物のようなものです。だから、その異物を排除しようと免疫システムが作動し、白血球などがCPPを飲み込もうとします。すなわち、この攻撃によって炎症反応が起こるわけです。

ところでみなさんは、いま「非感染性慢性炎症」が問題になっているのをご存じでしょうか。

炎症とは普通、感染の原因となる病原体に対する防御反応として起きますが、非感染性慢性炎症とは、その名前が表わしているように「明らかな感染がないのにもかかわらず、低レベルの炎症反応が継続的に現われる状態」を指します。この非感染性慢性炎症は、通常の病原体に対する炎症反応と同様、さまざまな病気を引き起こすことが分かってきています。

通常の炎症反応ですと、たとえば胃に住みついている「ピロリ菌」に対する慢性炎症が続けば慢性胃炎を発症しますし、肝臓に肝炎ウイルスが感染すると、慢性肝炎を発症します。さらに、胃炎や肝炎などが起きれば、その炎症が胃潰瘍、胃がん、肝硬変、肝がんなどへ進行する可能性も高まるでしょう。このような炎症の原因、つまり病原体が分かっている慢性炎症でもたいへん厄介なのに、病原体が分からない非感染性慢性炎症は治療法も分からないわけで、さらに厄介です。そして、近年はわたしたちが悩まされる多くの疾患の背景に、この〝非感染性慢性炎症〟が関係していると目されるようになってきているのです。

がん、動脈硬化、心臓病、脳血管障害、肥満、アルツハイマー型認知症、糖尿病……、こういった病気も〝非感染性慢性炎症によって引き起こされたり、悪化したりするのではないか〟という説が有力です。まさに、慢性炎症がありとあらゆる病気を生み出す「温床」になっていると言ってもいいのではないでしょうか。さらに最近、非感染性慢性炎症が老化を加速させることも分かってきました。

そして、じつはこの非感染性慢性炎症を起こす「病原体」のひとつがＣＰＰではないかと見なされているのです。すなわち、血流に乗ってＣＰＰが臓器に行き着き、その臓器の細胞がＣＰＰに攻撃されて低レベルの炎症が発生したり、ＣＰＰそのものが病原体と見なされ免疫細胞との間で炎症反応を引き起こしたりして、その結果さまざまな病気を招くことにつながっているというわけです。

それに、「明らかな病気」だけではなく、「日々なんとなく感じる不調」や「年齢とともに感じるようになった老化現象」にも、こうしたCPPによる慢性炎症が関係している可能性もあります。例を挙げれば、〝このところずっと胃の調子が悪い〟とか、〝ここ最近寝ても疲れがとれない〟とか、〝日中、ずっとだるい〟とか、〝気分が落ち込む〟とか、〝ここ数年でだいぶ白髪が増えた〟とか、〝このところ肌のハリが落ちてシワやカサつきが目立つようになった〟とか――。こういった不調や衰えにも非感染性慢性炎症がからんでいるかもしれないのです。

みなさん、CPPの怖さがお分かりいただけたでしょうか。

先ほどCPPは「病原体」のように働くと申し上げましたが、血流に乗ってCPPを全身へまき散らすのは、まさに〝病気の芽〟をまき散らしているのと一緒なのです。もし血中のCPPを何も手を打たずに放っていたら、老化現象が加速度的に進み、次から次に病気に見舞われて、どんどん体が衰えていってしまうかもしれません。

だから、わたしたちは、何とか血中のCPPが増えないようにしていかなくてはなりません。そしてそのためにも、日々リンの摂取量に注意を払い、血中リン濃度を上げないようにそ気をつけて、リン酸カルシウム結晶のコロイド粒子が血液中を彷徨い歩かないようにしていかなくてはならないのです。

「高リン血症」になってから血中リンの対策をするのでは遅すぎる

通常、腎臓がしっかりと機能している人であれば、血中リン濃度はそう簡単には上がらないようにできています。

ここまで見てきたように、CPPはたいへん怖い物質です。CPPは血中リン濃度が高くなると生じやすくなるため、腎臓は血液中のリンの濃度が高くならないよう、オーバーしている分のリンをすみやかに尿中に排泄しています。この腎臓の働きにより、多少リンを摂りすぎても体内に流通するリンの量はほぼ一定に保たれるようになっている。すなわち、「血中リン濃度が上がったらたいへんだから、そう簡単には上がらせないよ」という仕組みができているわけです。

しかし、腎臓の機能が落ちている人の場合、そうはいきません。

前の章でも述べたように、慢性腎臓病の人はネフロンの数が少なく、すみやかにリンを排泄できなくなっているケースが多いのです。このため、慢性腎臓病の患者さんは総じて体内にリンをためがちになります。

これについて少し説明しておくと、普通の人でも、食後には血中リン濃度がある程度上昇します。これは、食事に含まれていたリンが消化管から吸収されて血中に流入するからです。ただし、腎臓の働きが正常であれば、余分なリンはすみやかに尿中に捨てられるので、1〜2時間で血中リン濃度は元のレベルに戻ります。しかし、高齢者や慢性腎臓病の患者のようにネフロン数が少ない人では、食後に上昇した血中リン濃度が元に戻るのに時間がかかったりして、その間に血中のCPPも増えてくると考えられます。

だから、慢性腎臓病の患者さんは、CPPの被害を受けやすく、通常よりも老化の進行が速まる可能性があるのです。また、血管石灰化や非感染性慢性炎症も発生しやすく、動脈硬化、心臓病、脳血管障害などの疾患も起こしやすい傾向があります。

そして、こうしたCPPの害は、慢性腎臓病が末期段階になると一気に表面化してくることになります。

それというのも、慢性腎臓病の末期、ネフロン数が残りわずかになると、血中リン濃度の値が一気に急上昇してくるのです。これはもう腎臓の濾過機能が停止するギリギリ寸前の状態で、尿中へリンを排泄できなくなってきたというサイン。この段階になると、CPPの毒が体中に回らないようにするために、血液透析をするか腎移植をするかの措置を選択しなくてはなりません。

なお、こうした血中リン濃度の値が跳ね上がった状態は「高リン血症」と呼ばれています。高リン血症になると、動脈硬化、心臓病、脳血管障害などの重大疾患が発生するリスクがグッと高くなるため、できるだけ早く血中のリン濃度を下げなくてはなりません。そのため、現行の医療では、高リン血症と診断されると、リンを多く含む食材の摂取を減らすような食事療法とともに、「リン吸着薬」が処方されます。リン吸着薬とは、食事で摂取したリンを消化管の中で吸着して体内に吸収できなくする薬です。尿中へリンを排泄できなくなったら、このような食事療法・薬物療法で「リン制限」を行ない、体内に入ってくるリンをすみやかに減らすことが重要だとされているわけです。

ただ、私は慢性腎臓病末期の高リン血症と診断された時点で「リン吸着薬」を処方するのでは遅すぎると考えています。本当は、高リン血症と診断されるよりもずっと前の段階から、食事に気をつけてリンの摂取量を減らし、必要なら早め早めに「リンを減らす薬」

を予防的に飲んでいくほうがいい。そうすれば、腎不全や透析に陥る患者さんをかなり減らしていくことが可能になると考えています。ただ、この問題に関しては、また後ほど改めて述べることにしましょう。

ともあれ、血中リン濃度の問題は、このように慢性腎臓病末期段階になると大きくクローズアップされ、それをきっかけにして透析を受けるようになって以降も引き続きリンを増やさないために注意が払われるようになります。リンの摂取量を抑えるための患者さんへの食事指導も、高リン血症になって透析を受けるようになってからようやく行ない始めるケースが目立ちます。

逆に言えば、リンに関してはそうなるまで放っておかれているケースが多いということ。要するに、現行の医療では、患者さんの腎臓がギブアップする寸前まで血中リンの問題に手をつけておらず、そのためにCPPを野放し状態にしてしまっているとも言えます。

「CPP吸着カラム」は期待の医療機器！

繰り返しますが、私はリン酸カルシウムのコロイド粒子CPPを治療標的に定めています。

治療によってCPPを減らすことができれば、きっと老化や病気に悩む多くの人が救われるでしょう。

なかでも、CPPの影響を大きく受けるのは、慢性腎臓病が悪化して腎不全になり、透析を受けている患者さん方です。じつは、透析患者のほとんどに血管石灰化が見られることが分かっています。おそらく、その血管石灰化が心臓病や脳血管障害につながって、予後が悪化してしまうのでしょう。ですから、CPPを減らすことは、とくに透析中の患者さんにとっては、「自分の命を守っていくこと」にダイレクトにつながる治療手段になっていくと思います。

私は、そうした治療をぜひ実現したいという思いから、「CPP吸着カラム」という医療器具を開発しました。これは、血液透析の回路につないで、透析中の血液からCPPを吸着除去する器具です。これを用いることで、血液透析患者の動脈硬化、心臓病、脳血管障害などが改善すれば、生命予後も飛躍的によくなることが期待できます。「CPP吸着カラム」の臨床試験が成功すれば、透析医療が大きく様変わりすることになるだけでなく、CPPを治療標的とすることの効果が正当化されることになります。

CPP吸着カラムの使用法

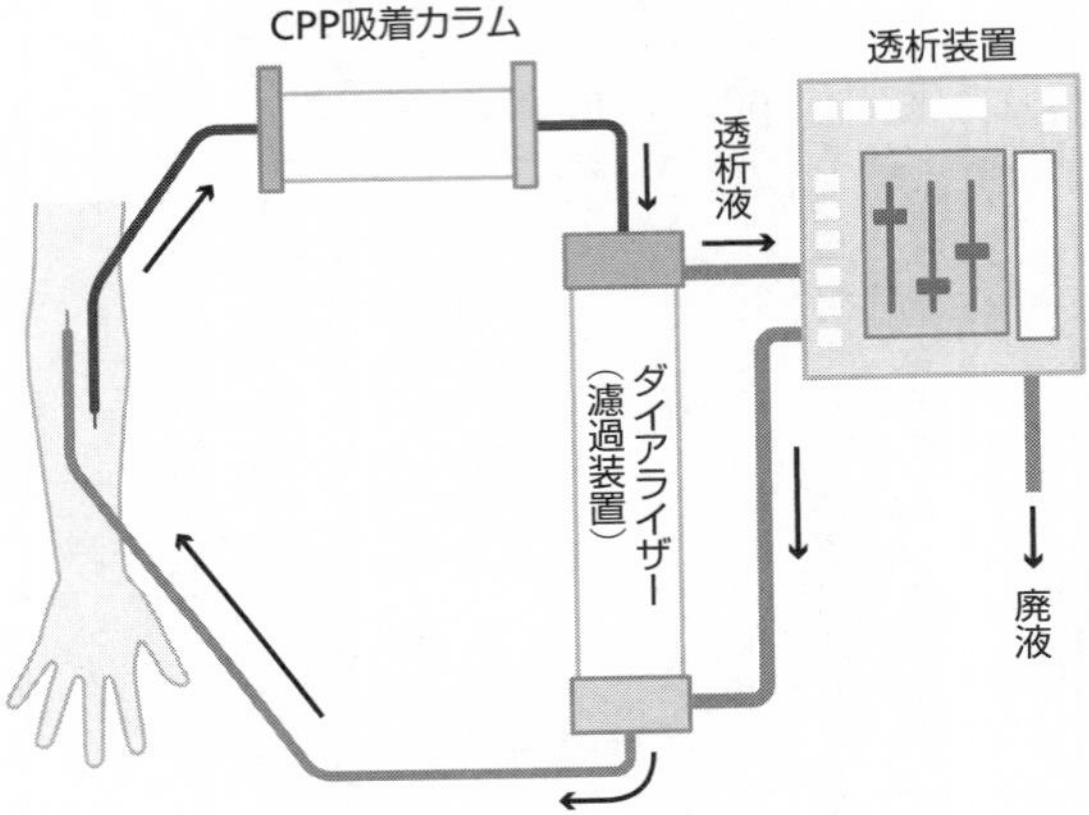

とにかく、ＣＰＰをいかに減らしていくか。これができるかどうかでわたしたちの生命活動における健康の度合いは大きく変わってきます。

もしかしたら、老化しやすいかどうかも、病気になりやすいかどうかも、健康に長生きをしていけるかどうかも、かなりの部分がこの点にかかっているのかもしれません。もし、これらの問題をＣＰＰを減らすことによって一挙に解決できるとなったならば、人々の期待や社会の注目もどっと集まるでしょう。ＣＰＰを減らすための治療薬開発などもスピーディーに進展するかもしれません。

私にはそういう未来像も決して絵空事に

は思えません。それくらい、リンやCPPは、わたしたちの体に多大なる影響をもたらしていると考えています。

リン酸カルシウムの暴走を抑えるための危機管理システム

少し話を戻しましょう。

わたしたちの遠い遠い祖先は、水中から陸へと上がる際にリンを骨の中に蓄えるメカニズムを獲得しました。リン酸カルシウムの硬くて丈夫な骨を持ったことが陸に上がるのを可能にしたのです。

ただ、そのリン酸カルシウムは、骨に収納されていれば何の問題もないものの、骨以外の場所に出てしまうと、血管を石灰化させたり、細胞に炎症を起こしたりして、老化や病気の原因となっていったわけです。

つまり、リン酸カルシウムは「諸刃《もろは》の剣」のようなもの。骨は陸上での活動に絶対に必要なものですが、わたしたちはその必要を満たす代わりに、大きなリスクを背負ってしまったことになります。すなわちそれが、いつリン酸カルシウムが骨以外のところで固まるか分からないという「析出のリスク」です。

もし骨以外の場所でリン酸カルシウムが析出すれば、確実に老化が進んでしまうわけですから、わたしたちは常に老化のリスクと隣り合わせの状態にあると言ってもいいでしょう。要するに、リン酸カルシウムの骨を持つ生き物は、硬くて丈夫な骨を手に入れるのと同時に、「リン酸カルシウムのために老いる宿命」を背負い込むことになったわけです。

ただ、そういう宿命を背負ったからには、それなりの覚悟もしなくてはなりません。おそらく、リン酸カルシウムの骨を持つ生き物には、「リン酸カルシウムを骨以外のところで固まらせたら絶対にマズいぞ」という危機感が生存本能に組み込まれているのだろうと思います。それこそ「これを析出させてしまったら生命の危機だぞ」「CPPを増やしちゃったら一巻のオワリだぞ」というレベルで〝ものすごく危険だ〟ということがインプットされているのではないでしょうか。

そして、そういう危険を承知しているからこそ、リン酸カルシウムの骨を持つ生き物には、リン酸カルシウムに対する「危機管理システム」が発達しているのです。万が一にでも骨以外のところでリン酸カルシウムを析出させてしまわないように、血液中のリンを増やさないための監視体制が構築されているわけですね。

では、具体的にどんな危機管理システムが働いているのか。

みなさん、もうお分かりでしょう。

そう。こうした危機管理システムの担い手として日々働いているのが、ＦＧＦ23やクロトー遺伝子なのです。

先にも述べたように、ＦＧＦ23はリンを排泄する必要を腎臓に知らせる役割を果たし、クロトー遺伝子はその知らせを受け取る役割を果たしています。言わば両者は「リンの監視役」であり、そのホットラインで情報をやり取りすることによって血液中のリンの量を一定範囲内に収まるように調整しているのです。ＣＰＰは血中のリン濃度が高いほど発生しやすくなるわけですから、言うなれば、ＦＧＦ23とクロトー遺伝子は、血中のリン濃度を上げないように見張ることによって、リン酸カルシウムが骨以外のところで固まるのを防いでくれているということになります。

その証拠と言っては何ですが、ＦＧＦ23やクロトー遺伝子は硬骨魚類以降の高等脊椎動物にしか存在しません。これはリン酸カルシウムの硬くて丈夫な骨を持っている生き物にしか見られない特有な遺伝子なのです。

きっと、ＦＧＦ23やクロトー遺伝子は、リン酸カルシウムが骨以外のところに析出して暴走するのを抑えるために組み込まれた制御システムなのでしょう。

体内のリンの恒常性が崩れてリン酸カルシウムが骨以外の場所で固まってしまうのは、生き物にとって生命存続を脅かす脅威であり、だからこそ、まるで危険物を扱うかのようにリン酸カルシウムに対する監視と制御のシステムが二重三重に張り巡らされているのかもしれません。

繰り返しますが、リン酸カルシウムの骨を持つ生き物は、リン酸カルシウムのために老いる宿命を背負っています。

しかし、その宿命に抗《あらが》って、リン酸カルシウム結晶の害を未然に防ぐメカニズムもちゃんと備えているのです。

ですから、わたしたちはこうした「危機を回避するためにもともと体に備わっているメカニズム」をフルに働かせて、老化や病気を防いでいかなくてはなりません。すなわち、腎臓を健やかに保ち、リンやリン酸カルシウムをしっかり管理して、「老化」という宿命に抗っていかなくてはならないのです。

第3章 慢性腎臓病はリンが原因の早老症である！

――「治せない国民病」を治していくための道筋

腎臓はすべての臓器を管理するパソコンのOSのような存在

わたしたちが毎日普通に生きられているのは、日々腎臓が体内状況を一定に保ち続けてくれているおかげです。

体内のさまざまな臓器も、日々体内状況が一定に保たれているからこそいつも通りに働くことが可能となります。言わば、腎臓が働きやすい環境を整えてくれているおかげで仕事ができるのであって、どの臓器も毎日「ああ、今日も腎臓さんが恒常性をちゃんと維持してくれているんだな」という状況を前提にして働いているのです。

そういった点で見れば、腎臓はすべての臓器がいつも通り働けるように管理している存在だと言っていいでしょう。腎臓は決して、脳のように全身の臓器を統括してリードしていくような目立つ存在ではありません。でも、その陰に隠れて全身の臓器がいつも気持ちよく働けるようにと環境整備をして支えている。まあ、プロ野球チームであれば、脳が監督で各臓器が選手だとすれば、腎臓はオーナーといったところでしょうか。つまり、決して表舞台で自身が活躍するわけではないものの、体というチームに欠かすことができない運営面や管理面などを縁の下で支えているわけです。

私は、腎臓はコンピュータで言えば「OS」のようなものだと考えています。つまり、そのシステム全体にとって必要な基盤を提供するソフトウェア。OSがしっかりしていないと何も動かないし何も仕事が進みません。それと同じように、腎臓がしっかりしていないと、臓器も動かなくなってしまうし、体全体が正常に作動しなくなってしまうのです。

実際、腎臓というOSが調子を落として機能しなくなると、いろいろな臓器にその影響が広がって、さまざまな病気が一気に進むことになってしまいます。よく人の死因として「多臓器不全」という言葉が用いられますが、この多臓器不全は腎臓の機能低下が引き金になっているらしいことも分かってきました。すなわち、腎臓というOSが機能しなくなると、全身の臓器が同時多発的にトラブルを起こして次々にダウンしてしまい、最終的に全システムがダウンすることになるわけです。

慢性腎臓病とは、腎臓というOSが長い時間をかけてじわじわと弱っていってしまう病気である、という見方もできるかもしれません。

先にも触れましたが、日本では成人の約8人に1人の1300万人以上が罹《かか》っている「国民病」と言っていい疾患です。

この疾患は糖尿病や高血圧を背景にして発生することが多いのですが、慢性腎臓病の素地となる「加齢にともなうネフロン数の減少」ははっきりとした原因は未だ「不明」とされ、基本的にいったん罹ってしまったら「治らない病気」だとされています。みなさんの中にも慢性腎臓病の診断を下されている方がいらっしゃるかもしれません。きっと、なかには担当医から「原因不明で治せない病気であること」や「病状が進めば透析になる可能性もある」という説明をされてショックを受けた経験をお持ちの方も少なくないのではないでしょうか。

なお、慢性腎臓病と診断された患者さんは、腎機能をなるべく低下させないために、塩分制限やたんぱく質制限など、食事を厳しく管理していくように指導されるのが一般的です。また、背景に糖尿病や高血圧がある場合は、そうした原疾患の治療も並行して行なっていきます。そういった治療を長年にわたって続け、定期的に腎機能の値をチェックしながら、できるかぎり透析を引き延ばしていくのです。そして、いよいよ腎臓の濾過機能がダウン寸前になると、透析のための手術を行ない、週3回、透析クリニックに通って、機械の力で血液を浄化してもらう生活に移ることになります。

1回の透析にかかる時間は約4〜5時間。透析器につながれている間はベッドから離れることはできません。透析を受けると強い疲労感が残り、患者さんによっては「透析を受けた日はぐったりして何もできない」という状態に陥ることもあります。もっとも、透析はいったんスタートしたら中止することができません。「こんな生活を続けるのは嫌だから、もうやめる」とは言えないのです。1、2日おきの苦痛とだるさが命が尽きるまで一生涯繰り返されるわけであり、なかには、こうした「日々の透析ストレス」に心身をすり減らして塞ぎ込んでしまう患者さんも多いと聞きます。

いま、透析患者の数はゆうに30万人を超え、さらに毎年1万人のペースで増え続けているとされています。当然、こうした方々にかかる医療費も保険制度を圧迫しています。透析の経費だけで1・3兆円の医療費が使われていて、合併症治療にかかる費用も含めると、じつに全医療費の2割が慢性腎臓病のために消費されていると言います。慢性腎臓病という国民病は、患者さんのみならず、日本という国家にとっても〝かなり厄介な悩みの種〟になってしまっていると言っていいでしょう。

しかし――。

慢性腎臓病は、リンやCPPを治療標的とすることで、かなりコントロール可能な病気である、と私は考えています。

この第3章では、慢性腎臓病の予防と治療に対する私なりの考え方を述べていきたいと思います。「リン」を手がかりにして問題を解いていけば、「治せない国民病」の大難問をすっきりと解決していくことは十分に可能なのです。

「血中リン」だけではなく、「尿中リン」も問題だった!

腎臓のOSとしての機能がどうしてリンによって弱っていくのか。その話を進めるには、まず「尿中リン」についての説明をしておかなくてはなりません。

ここまで、第1章と第2章では主に「血中リン」の問題を取り上げてきました。ネフロンの数が減って腎臓のリン排泄がスムーズにいかなくなると、血液中にリンがたまりがちになり、食後に上昇した血中リン濃度が元に戻るまで時間がかかるようになると、CPPが形成される危険が高まります。そして、血中にCPPが出現すると、老化や病気を引き起こす原因となっていくわけですね。

ただ、じつは「血中リン」だけでなく、「尿中リン」も厄介な事態を引き起こすのです。尿中リンとは、腎臓の尿細管で仕分けをされて尿中に入っていくリンのこと。〝どうせ尿としてすぐ体外へ排泄されちゃうんだから、リンが入っていたって別に問題はないだろう〟と思う人も多いかもしれませんが、ところがどっこいそうはいきません。なぜなら、日々あまりに多くのリンを処理していると、尿細管が高濃度のリンにさらされて障害を起こすようになってしまうからです。

たとえば、普通の健康なマウスに高リン食をガンガン食べさせたとしましょう。それを続けているとどうなると思いますか？

普通のマウスはもちろんクロトー遺伝子の欠損もなく、腎機能が正常に働いていますから、リンをたくさん食べたとしても余分なリンを尿中へ出すことができています。そのため、血中のリンの濃度も上がりません。「リンを食べては尿に出し、リンを食べては尿に出し」を繰り返しているようなもので、血液中のリンの濃度は食べた直後に多少上がることはあっても、だいたいほぼ一定に保たれているわけです。このため、体のほとんどの臓器も高濃度のリンにさらされることなく健康に保たれています。

そしてこのとき、尿中へのリン排泄を増やしているのがＦＧＦ23です。ＦＧＦ23が尿細管の「メールＢＯＸ」クロトー遺伝子に届くと、尿細管はリンの再吸収を止めます。その結果、尿中へのリン排泄が増えますが、同時に原尿中のリン濃度が上昇し、リン酸カルシウムの結晶（CPP）が出現して、尿細管が障害される危険が高まってくるのです。

つまり、長く高リン食を続けていると、次第にマウスの腎臓に尿細管障害が起こるようになってくる。すなわち「リンを食べては尿に出し、リンを食べては尿に出し」を繰り返しているうちに〝仕分け担当〟の尿細管がダメージを受けてしまうことになるわけです。

ちなみに、これがクロトー欠損マウスの場合、まったく逆のことが起こります。クロトー欠損マウスは腎臓からリンを排泄できなくなっているために血液中にどんどんリンがあふれかえって、各臓器にさまざまなトラブルが現われるわけですが、なんと尿細管だけは無事なのです。すなわち、リンを排出するという仕事から免れているため、尿細管が高濃度リンによる障害を受けずに済んでいるわけですね。

なお、「血中リン」と「尿中リン」の違いをまとめると次のようになります。

血中リン——腎臓がスムーズにリンを尿に出せないと、血液中のリン濃度が高くなり、血液中にCPPが増えてくる。その結果、血管をはじめ全身の臓器にCPPによる障害が起こる（ただし尿細管は無事）。

尿中リン――日々多くリンを摂取していても、腎臓がスムーズにリンを尿に出せていれば、血液中のリン濃度は上昇しない。その代わり原尿中のリン濃度が上昇し、原尿中にCPPが出現する。その結果、尿細管にCPPによる障害が起こる（血中リン濃度は上がらないので、尿細管以外の臓器や血管はとりあえず無事）。

つまり、FGF23やクロトー遺伝子が正常に働いて日々リンを体外に排出できていたとしても、リンを大量に摂取し続けていたらいずれ尿細管が悲鳴を上げることになってしまうわけです。そして、年齢とともにネフロン数が少なくなると、ネフロン1本当たりが排出しなくてはならないリンの量が増えるため、原尿中のリン濃度がますます高くなり、原尿中にCPPが形成される危険がますます高まります。その結果、尿細管はよりいっそうダメージを受けやすくなっていくのです。

尿中リンが多いとネフロン数が減少してしまう

ここで、第1章で述べたネフロンの話を思い出してください。

腎臓の濾過装置・ネフロンは、加齢とともにじわじわと数が減ってしまい、一度減ってしまったネフロンは、回復したり再生したりすることはありません。仮に20代で200万個のネフロンを持っていた場合、60代、70代になると半分の100万個前後に減ってしまうようになります。かなりの予備は備えているものの、歳をとるにしたがってネフロン数に余裕がなくなってくるのです。

また、そのネフロンにおいて、尿細管は原尿中の「必要な物質」と「不要な物質」を仕分けする仕事をしています。すなわち、必要な物質は再吸収して血液に戻し、不要な物質は尿中へと捨てているわけで、ゴミ出しをする前の分別作業をしているようなものと考えればいいでしょう。ただ、この分別作業はけっこうリスキーな労働であり、ゴミの中には取り扱いに注意を要する危険物質が混ざっていることもしばしば。そして、こうした日々の重労働において尿細管の負担やダメージが大きくなると、ネフロンが消耗して死んでしまうと考えられているのです。

ゴミの中に混ざっている危険物質は「リン」です。

そこで考えてみてください。

ネフロン数が少ない人とネフロン数が多い人が同じ量のリンを食べたとしたら、ネフロン1本当たりが出さなくてはいけないリンは、少ない人のほうが圧倒的に多くなるはずですよね。

ネフロン数が少ないということは、危険な分別作業をより少ない〝人数〟で行なわなくてはならないということ。そうすると、ひとりひとりの作業負担量が多くなり、作業中にリンに触れる機会も増えることになってしまいます。すなわち、ネフロンという作業員の数が減ってくると、ネフロン1本当たりのリン排泄負担が増え、より高い濃度のリンを扱わなくてはいけなくなってくるのです。

リンは1日にだいたい1グラムくらい排泄されます。若い人の場合、ネフロン数は平均200万個。これは計算をすると、ネフロン1本当たり0・5マイクログラムのリンを処理すればいいことになります。

しかし、これが高齢になってネフロン数が半分の100万個に減ってしまったらどうなるでしょうか。ネフロンが半分に減ったら、ネフロン1本当たりの倍にあたる1マイクログラムのリンを1日に扱わなければいけないことになりますよね。まあ、ネフロンはかなりの予備力を残しているため、半分の100万個に減ったとしても排泄機能にはたいして問題は生じないのですが、減少がさらに進めば、ネフロン1本当たりにかかる排泄負荷がどんどん大きくなってくるようになります。

それに、どっさりとリンを摂ってしまったときなどに、そのネフロンがより高濃度のリンを扱わなくてはならなくなってきますよね。するとどうなるかというと、そのネフロンの尿細管に障害が起こるようになるのです。つまり、原尿中のリン濃度が高まるとともにリン酸カルシウム結晶のCPPが発生するようになり、CPPの細胞毒が尿細管を蝕《むしば》むようになっていくというわけです。

CPPによって障害を起こしたネフロンは死んでしまいます。そして、尿細管障害を起こすネフロンが増えてくるとともに、ネフロン数の減少が加速するようになっていくのです。私は、慢性腎臓病で濾過機能がじわじわと低下してくるのには、こうした尿中リンによるネフロン数の減少が大きく影響していると考えています。言うなれば、リンという危険物質を排泄するための作業負担がネフロン数を減少させ、腎臓の老化をいっそう加速することへとつながっているわけです。

慢性腎臓病はリンが原因の早老症である

「早老症」という病気があるのをみなさんはご存じでしょうか。

これは、文字通り老化が加速した状態になる疾患です。数ある早老症の中でも有名なのがウェルナー症候群。たいへん稀《まれ》な遺伝病なのですが、ウェルナー症候群になると見かけが実年齢よりはるかに老けて見えるうえ、動脈硬化やがんなど、本来高齢者に見られるような病気を若年のうちから発症するようになります。

私は、「数々の老化加速症状が現われる」という点で、慢性腎臓病も広い意味での早老症と言っていいと思っています。つまり、加齢によるネフロン数の減少が、リンの過剰な摂取によって加速され、腎臓の老化が加速し、放っているうちにさまざまな病気や老化加速症状が発生するようになってくる――慢性腎臓病は、リンが原因の早老症なのです。

ここで、慢性腎臓病によって腎機能が弱り、老化や病気などのトラブルに見舞われるようになっていく流れをちょっと整理しておくことにしましょう。

加齢によってネフロンの数が減ってくる。

↓

にもかかわらず、若い頃と同じような食生活を続けていると、リンの摂取量は変わらないので、ネフロン1本当たりのリン排泄量が増える。また、リン排泄量を増やす必要に迫られ、FGF23の値が上昇する。

←

FGF23は、尿細管におけるリンの再吸収を抑制するので、ネフロン1本当たりのリン排泄量が増える。その結果、原尿中のリン濃度が上昇し、CPPが発生。CPPによって尿細管が障害を受けるようになる。

←

尿細管障害を起こしたネフロンが死に、さらにネフロン数の減少が加速するようになる。

←

（この頃に糖尿病や高血圧を発症すると、健康診断でたんぱく尿などを指摘され、早期の慢性腎臓病が発覚する場合がある）

←

何とか残された少ないネフロンで持ちこたえてはいるものの、ネフロン数減少とともに腎臓のリン排泄力が低下し、摂取したリンを排泄するのに時間がかかるようになり、食後に上昇した血中リン濃度がなかなか元に戻らなくなる。その結果、CPPが発生する危険が高まり、血管石灰化や非感染性慢性炎症などのトラブルが起こるようになってくる。また、さまざまな不調や病気、老化現象に悩まされることも多くなる。

↓

ネフロン数が「残り5％程度」にまで減ると、いよいよ食べた分のリンを排泄しきれなくなってきて血中リン濃度が常に高い状態（高リン血症）になる。血液中のＣＰＰも一挙に増え、体中に細胞毒をまき散らすようになる。血管石灰化や非感染性慢性炎症があちこちで起こり、動脈硬化、心肥大、心臓病、脳血管障害などの発生リスクが高まる。こうした慢性腎臓病末期の段階になると、透析への移行が検討されるようになる。

↓

人工透析に移行。腎臓が働かなくなり、まったく尿が出なくなる。透析で週3回（月、水、金）血液をきれいにしていても、透析をしない日（火、木、土、日）は、摂取したリンがそのまま体内にたまっていくので、ＣＰＰのリスクは消えない。動脈硬化、心肥大、心臓病、脳血管障害、認知症、がんなどさまざまな病気に罹患するリスクが高くなり、こうした疾患イベントによって命を縮めるケースも多くなってくる。

いかがでしょう。こうやって進行の流れを全体的に見ると、腎臓の働きが落ちるとともに老化が速まっていくプロセスがお分かりいただけるのではないでしょうか。

このように慢性腎臓病は、ネフロン数が減少し、リン排泄力が低下するとともに老化や病気に見舞われるようになっていく病気なのです。しかも、通常よりもかなり速いペースで老い衰えていく人が多く、まさに「リンが原因の早老症」と言っていいのではないでしょうか。

悪循環が発生する前に手を打たなくてはならない

慢性腎臓病という病気は、はじめのうちはゆったりと進みます。最初、少しずつネフロンが減り出したくらいの段階では、ほとんど何の自覚症状もありません。ネフロン数にまだかなりの余裕があり、それらのネフロンでちゃんとリンを排泄できているうちは、少なくとも表面上はまったく問題のないのんびりとした状態が続くのです。

しかし、ネフロンがある段階まで減ると、ゆったりとした流れが一変して加速するようになっていきます。

スピードのギアを上げてしまうのは、やはり原尿中ＣＰＰの発生でしょう。ネフロンがだいぶ減ってきているのにもかかわらずリンの多い食事を摂っていると、FGF23の値が上昇し、次第に原尿中のリン濃度が上がり、リン排泄負担が大きくなって、リン酸カルシウム結晶のCPPが発生するようになってしまいます。

そして、原尿中にCPPが発生すると、「CPPが尿細管に障害を引き起こす」→「尿細管障害によってネフロンが死ぬ」→「ネフロンがさらに減少してしまう」→「リンを摂り続けているとよりいっそうネフロンに排泄負担がかかる」→「さらにCPPが発生する」→「さらに尿細管障害が進み多くのネフロンが死ぬ」といったように、たいへん厄介な悪循環が生じてしまうようになるのです。

こうした悪循環が成立してしまうと、ネフロン減少がどんどん加速し、腎臓にいちいち負担がかかるようになって、リンを排泄する力がみるみる失われていくようになります。すると、リンを尿に排出できなくなるにつれて血液中にリンがたまるようになり、やがて血中のリン濃度が上がってくる。そして、血中リン濃度が上昇するといたるところにCPPが発生し、このCPPが体中の血管や細胞をボロボロに蝕むようになっていくわけです。

つまり、ネフロン減少の悪循環ができてしまうと、それまではわりとゆっくり進んでいた慢性腎臓病が一気に加速して進行してしまうようになるのです。

これは、最初はゆったりと流れていた川が少しずつ速さを増し、悪循環に陥ったのを機に一気に激流に変わるようなもの。この激流に乗ってしまったら、慢性腎臓病の患者さんはもう抵抗することもできず、末期状態へ、透析治療へと流されていくしかなくなってしまいます。

ですから、慢性腎臓病を防いだり透析を防いだりしていくには、悪循環が発生するよりも前、川の流れが一気に激しくなるよりも前に何らかの手を打ったほうがいいということになります。

では、いったい、いつぐらいにどんな手を打てばいいのか。

じつは、この問題を解決するために、非常に重要なカギとなってくるのが「ＦＧＦ23」なのです。

ＦＧＦ23は悪化のサインを警告してくれている

ＦＧＦ23に関しては、先にも何度か取り上げてきました。そう、ＦＧＦ23は体内のリンの量を調節しているホルモンで、体内に必要以上のリンが入ってくると「リンを排泄せよ」という指令を腎臓に送る役割を果たしています。そして、腎臓サイドでその指令を受け取っている受容体がクロトー遺伝子であったわけです。

わたしたちは日々かなりの量のリンを摂ってしまっています。現代で普通の食生活をしていれば、ほとんどの人が必要量をはるかに超えたリンを食べていると言っていいでしょう。しかし、毎日それほどたくさんのリンを食べているのにもかかわらず、血中リン濃度はそう簡単には上がっていきません。それは、血中リン濃度を上げないようにと日々ＦＧＦ23ががんばっているおかげ。すなわち、次から次にリンが入ってくるのを感知して、その度ごとに腎臓に対して排出するよう指令を送っているおかげなのです。

つまり、ＦＧＦ23が多く分泌されているのは、リンをたくさん摂取してしまっているという証拠。リン摂取量が多くなればＦＧＦ23分泌が増え、逆にリン摂取量が少なくなればＦＧＦ23分泌も減っていくことになります。ですから、ＦＧＦ23の分泌が増えるのを「リンの摂りすぎを警告する注意信号」のように捉えることもできるでしょう。ＦＧＦ23の値が上昇するのは〝おいおい、リンの摂りすぎだぞー〟〝いいかげんリンを食べるのを抑えろよー〟と注意喚起をしているサインでもあるわけです。

こうした点を頭に入れていただいたうえで、みなさん、次のページのグラフを見てください。これは、慢性腎臓病の進行プロセスでＦＧＦ23や血中リン濃度がどのように推移す

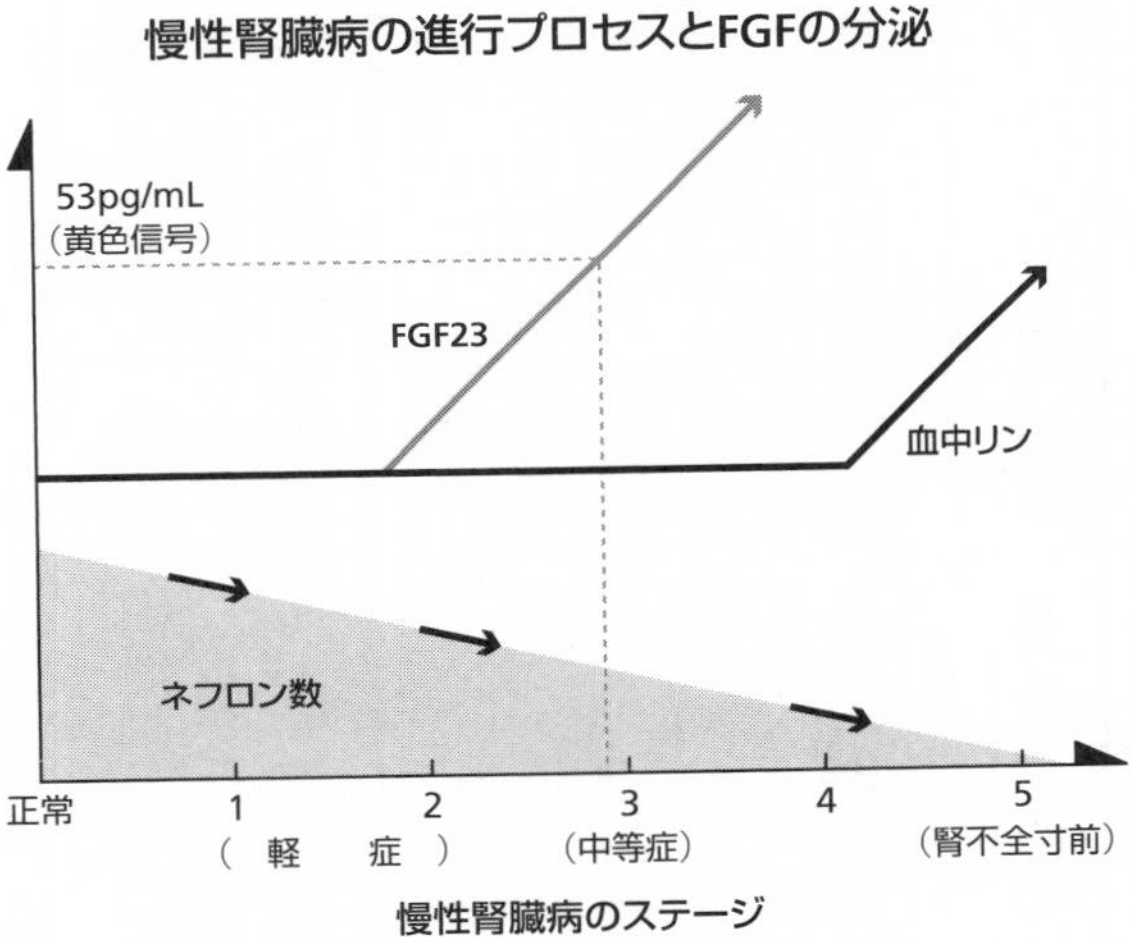

るかを表わしたグラフです。

先に見方について説明しておくと、慢性腎臓病の進行ステージは全部で5段階に分かれています。本当は腎臓の濾過量がどれくらい落ちたかによって細かいステージ区分がなされているのですが、ここではざっくりとステージ1・2が「軽症の時期」、ステージ3が「中等症の時期」、ステージ4が「中等症から重症への進行期」、ステージ5が「腎不全寸前の末期状態」と覚えておけばいいでしょう。グラフでは、ステージ1からステージ5へ進行するにしたがってネフロンの数が右肩下がりに減っているのも分かりますね。

それと、血中リンに目を移すと、ステー

ジ5の末期段階になる前あたりから急上昇していることが分かります。先にも述べたように、血中リン濃度がどっと上がるのは最後の最後。１００あったネフロンの数が5くらいにまで減ると、いよいよ尿中にリンを排泄できなくなって血中リン濃度が上がってくるのです。

逆に言えば、それまではＦＧＦ23ががんばってリン排泄を促し続けてきたということ。言ってみれば、ネフロンが減少して排泄機能が疲弊してきた腎臓にムチを打って「もっと排泄しろ」「もっと排泄しろ」と叱咤激励して働かせてきたわけです。つまり、ＦＧＦ23はネフロンの在庫の底が見えていよいよ腎臓が力尽きようかという段階になるまで、リンの排泄の催促をし続けているということになります。

では、ここでＦＧＦ23の分泌状況を見てください。

慢性腎臓病の人の場合、かなり早い段階からＦＧＦ23の値が上がり始めます。このグラフでもステージ2に入るあたりから徐々に上がり始めているのが見て取れますよね。これは、ＦＧＦ23がかなり早い段階から〝リンの摂りすぎには注意しろよ〟〝このままリンを摂っていたらいずれたいへんなことになるぞ〟という注意信号を発信し始めているようなもの。要するに、ＦＧＦ23は「慢性腎臓病が悪循環に突入するかなり以前」「川が激流に変わってしまうかなり以前」からあらかじめ警告サインを出してくれているということになります。

じつは、このＦＧＦ23分泌による警告には「このラインを超えたら本当にマズいぞ」という値があることが研究で分かっています。それというのも、ＦＧＦ23が53pg／mL（ピコグラム・パー・ミリリットル）を超えると、その人が5年後に人工透析になったり血中リンが上がったりする確率が高くなることが判明しているのです。

ＦＧＦ23が53pg／mLに到達するのは、このグラフで言うと、ステージ2の後半かステージ3あたりです。つまり、ここまでＦＧＦ23の値が上がってしまったら黄信号に変わってしまったようなもの。この「53」という値が、〝もうネフロンもだいぶ減ってきているし、リンの排泄力も弱ってきているし、このままだと透析まっしぐらになっちゃうよ〟ということを示す警告ラインになっているわけです。

では、わたしたちが慢性腎臓病の悪化を防いだり人工透析になるのを防いだりしていくには、いったいどうすればいいのか。

答えはもう見えていますね。そう、ＦＧＦ23が出してくれている警告に対して、しっかりと耳を澄ましていく姿勢が必要となってくるのです。

もし健康診断でFGF23をチェックできたとしたら

ＦＧＦ23の値は、いったん上がってしまっても、日々リンの摂取量を抑えるように注意をしていれば確実に下がっていきます。そして、普段からリンが過剰にならないように気をつけていれば、ＦＧＦ23が低い状態のまま、尿中に出るリンの量を抑え、ネフロンの減少スピードに歯止めをかけていくことが可能となります。

そこでみなさん、考えてみてください。

せっかくＦＧＦ23が〝このままじゃマズいぞ〟〝リンを抑えなきゃいけないぞ〟という注意信号を早め早めに出してくれているわけですから、そのＦＧＦ23の忠告に素直にしたがって早め早めにリン摂取量を抑えていくようにすれば、それだけでかなりの問題が解決すると思いませんか？

もし仮に、健康診断などで定期的にＦＧＦ23の値を調べられるようになったとしたらどうでしょう？

ＦＧＦ23の値は血液検査によってチェックをすることが可能です。たとえば、定期健診の血液検査でＦＧＦ23の値を調べるようにすれば、黄信号の53pg／mLを超えた人に対してはリンを減らす食事指導をしたり、リンを減らす薬を処方したりといった対処をすることも可能になりますよね。

つまり、ＦＧＦ23を健康診断でうまく活用していけば、早めに自分の腎機能の状態をつかむことができ、ネフロンの減少を加速させてしまう前に「リンを減らすための予防対策」を行なうことができるのです。

具体的プランを言えば、慢性腎臓病のステージ3あたりの人が健康診断を受けて、ＦＧＦ23の値が「53」を超えたことが判明したとしましょう。この段階で「リン制限」や「リン吸着薬処方」などの治療対策を行なえば、尿中リンが増えるのを抑えてネフロンの減少に歯止めをかけることができます。すなわち、黄信号が判明した時点で対処をすれば、腎臓が悪循環に陥るのを未然に防ぐことができるわけです。

また、もっと早い段階、慢性腎臓病のステージ1か2の人が健康診断を受けてＦＧＦ23の値が上がり始めたのが分かったとしましょう。その人が「リンを減らすための食事栄養指導」を受けて毎日実践していったとしたら、以降のリン摂取量をかなり減らせることにつながりますよね。これくらい早期の段階からリン摂取量を抑えていけば、ネフロンが減るスピードもグッと遅くなるでしょうし、慢性腎臓病の進行スピードもグッと遅らせていくことができるはずです。

ですから、FGF23を指標にしつつ、初期や中期の段階からリンを減らすようにブレーキをかけていけばいいのです。早め早めにブレーキをかけていけば、もともと100あったネフロンが50くらいになっていたとしても、そのネフロンが30や20に減るのを5年、10年と引き延ばしていくことができます。そして、そうやって腎臓が衰えゆくスピードをゆっくりとしたものへ変えていければ、「いつかは透析になってしまうのかも」という不安や心配もかなり遠のかせることができるでしょう。

みなさん、お分かりいただけたでしょうか。

FGF23を生かしてリンを管理していけば、慢性腎臓病の進行を食い止めていくことができるのです。これが実現すれば、もちろん透析に移行する患者さんの数も大幅に減らしていけるようになるでしょう。

だからわたしたちは、たとえ慢性腎臓病という川の流れにハマってしまったとしても、リンをしっかりコントロールしてさえいればそう心配することはないということになります。早め早めにリンを制御管理していけば、川の流れをよりゆったりしたものへと変え、透析の影に怯《おび》えることなくゆったりとした人生を送っていけるようになるのです。

リンという「火事」は燃え上がってから消すのでは遅すぎる

このように、私の中では慢性腎臓病を予防したり人工透析を減らしたりしていくための青写真はかなり前から出来上がっています。

しかし、残念ながら、実現にはまだほど遠い状態にあるというのが現状です。

いったい何が実現を阻んでいるのか。

立ち塞がっている「壁」はいろいろあるのですが、そのうちのひとつは「FGF23の分泌状況を健康診断で調べることが難しい」という点です。現状ではFGF23の測定は保険がききません。血液を調べれば測定は可能なのですが、超微量のホルモンを調べるにはかなり精度の高い測定法を使う必要があり、チェックをするだけでかなりのお金がかかってしまうことになります。

しかも、実際の医療現場において、「FGF23の値が上がってきたらリン制限をしたほうがいい」という考え方は、まったくと言っていいほど浸透していませんし、「リンは非常に怖い物質で、腎臓が悪い人は早い段階からリン摂取を控えたほうがいい」という概念も普及していないのが現状なのです。

そのため、学会や厚生労働省などの関係各局に「ＦＧＦ23の値を健康保険で測れるようにしてほしい」と訴えても、いまのところは特殊な遺伝病（遺伝子変異が原因でＦＧＦ23が異常高値を示すようなごく稀な病気）の患者さんにしか保険がきかない状況です。

私はＦＧＦ23のチェックが難しいのであれば、それに代わる指標をチェックしていくのでもいいと考えています。たとえば、ＦＧＦ23の値が上がると尿中のリン排泄率が上がってくるので、保険で測定が認められている尿・血液検査で尿中リンや尿中クレアチニン、血中クレアチニンの値をチェックするようにすれば、ＦＧＦ23の値が上がっているかどうかの見当をつけることもできるでしょう。しかし、それに関してもまだ実現にはだいぶ時間がかかりそうな状態です。

また、もうひとつの「壁」は、「ＦＧＦ23の値がかなり上がってきても『リンを減らす薬』を投薬できない」という点です。

先ほども述べたように、私はＦＧＦ23の値が上がってきたら早くリン制限を始めたほうがいいと考えています。とくに、ＦＧＦ23が53pg／mLを超えたなら、もう「待ったなし」

の状態であり、病状悪化を防ぐため、まずリン制限の食事療法を行ない、それでも不十分ならリン吸着薬などの「リンの吸収を減らす薬」を使った薬物療法の追加を検討すべきだと考えています。

しかし、現状ではそのリン吸着薬の処方ができないのです。

なぜなら、「保険適用外」になってしまうから。

じつは、リン吸着薬が保険適用になるのは、現状、慢性腎臓病末期に「高リン血症」を起こしたときだけに限られています。簡単に言えば、「血中リンがかなり上がってくるまでは使っちゃダメ」ということになっているのです。そして、もしこれ以外のシチュエーションで使用したら保険適用外の扱いとなってしまう。すなわち、「リンを減らすための薬」はちゃんとあるのにもかかわらず、初期や中期のFGF23の値が上がってきた段階では使用不可能の状態になっているのです。

要するに、現行医療におけるリンに関する治療薬の扱いは、「高リン血症に対する治療薬」という考え方から一歩も出ていないということ。高リン血症となったときにリン吸着薬を入れるのは、腎不全前後の予後悪化を防ぐためです。すなわち、リンの濃度を下げて心臓病や脳血管障害のリスクを減らしておこうというのが目的。ただ、その目的は果たせたとしても、もうこの段階になってしまったら腎臓を守ることはできません。

先にも述べたように、血中リン濃度が急上昇してくるのは最後の最後であり、腎臓がボロボロになって息絶える寸前のような段階です。血中リン濃度が上がってきたらもうゲームオーバーのようなもので、こうなったら薬でどんなにリンを下げても「時すでに遅し」。ネフロンは底をつきかけ、腎不全が秒読み段階に入っていて、「腎機能低下→透析」への流れはもう止められないのです。

私に言わせれば、血中リン濃度が大きく上昇した時点でリン吸着薬を入れるのは、火事のときに家が全部燃え尽きてしまった後に水を撒いているようなもの。FGF23や尿中リン排泄率が増えてきたあたりでリン吸着薬を入れておけば、せいぜい家から煙が出てボヤになったくらいで火を消し止められたはず。早め早めの時点で水を撒いておけば、腎臓という家をしっかり守ることができたはずなのです。

だから、リンという「火」は、血中リン濃度が上がってから消すのではなく、FGF23や尿中リンの値が上がってきた時点で消しにかからなくてはならない。血中リンではなく、FGF23や尿中リンを目安に消火活動をしていけば、「腎臓を守れる」「透析も避けられる」といった多大なメリットが得られるはず、というのが私の研究の結論です。ただ現時点では、この考え方は普及しておらず、血中リンの値が上がって火の手が大きくなってからしか消火してはいけないという決まりができてしまっている――そういう現状であるわけです。

この問題に関しては、私もこれまでいろいろな働きかけをしてきました。リン吸着薬という薬はもうあるんだし、これを早い段階から使えば慢性腎臓病を防げるというメカニズムもすでに分かっているわけですから、あとは適用範囲を広げてくれさえすればいいという話になりますよね。

ただ、治療薬はあっても「適用外の使用」が認められるまでには、かなりのハードルを越えなくてはならないのです。まず、「リン吸着薬がこういう病気のこういう段階でも効くんだ」ということをしっかり証明するには大規模な治験を行なわなくてはなりません。ところが、こういった治験にはなんと数十億ものお金がかかるんだそうです。数十億をかけた治験となると、国や製薬会社が大きなプロジェクトでも立ち上げて支援してくれないことには到底実現できません。もちろん、私としては早く治験をスタートしてほしいし、そのためにずいぶん交渉もしてきたのですが、いかんせん、国や製薬会社がなかなか首を縦に振ってくれないという状況なのです。既存薬の適応症拡大は、ピカピカの新薬の治験に比べると「地味」であり、国からの研究費もつきにくく、製薬企業にとっても、たとえ成功しても利潤が薄いといった事情から、なかなか食指が動かないということもあるのでしょう。でも、リン吸着薬などの既存薬はすでに多くの患者さんが服用してきた実績のある薬です。もちろん安全性は確認済みですし、起こりうる副作用もよく分かっているので、新薬の治験よりも安全・低コスト・短期間で結果が得られるという利点もあります。ですから、国や製薬会社には、どうにか重い腰を上げてほしい。リン吸着薬の適応症を「高リン血症」から「高ＦＧＦ23血症」へと拡大すれば、慢性腎臓病の進行を遅らせることができる、という事実を証明する治験を実施することは私の夢です。しかし現実には、その夢が叶えられる目処《めど》はまったく立っていません。

でも、いまなお慢性腎臓病患者、透析患者が増え続けている現状を考えれば、そうそういつまでも待ってはいられません。

越えなくてはならない壁はいくつもあります。ただ、腎臓が弱り切る前に早めに手を打てるようになれば、相当な数の患者さんが救われる可能性があるのですから、国や製薬メーカーもぜひ本腰を入れて検討していただきたいと思います。

歳をとったらいつまでもリンの多い食べ物を摂っていてはいけない

私は、慢性腎臓病が悪化しないうちに何とかしましょうという治療の取り組みには、大きく以下の3つの方策があると考えています。

①体内に入ってくるリンの量を薬で減らす

リン吸着薬（消化管の中で食品に含まれているリンを吸着して体内に吸収できなくなる薬）や消化管からのリンの吸収をブロックする薬を用いて、体内に入ってくるリンの量（つまり、尿中に排泄しなければならないリンの量）を減らしていく方法です。ただ、先ほども述べたように、リン吸着薬は高リン血症の場合でしか使えないことになっていて、予防的に使用するには、今後保険適用の枠を広げていかなくてはなりません。

②CPP（リン酸カルシウム結晶のコロイド粒子）の発生を抑える

原尿中のリン濃度が上がっても、CPPが発生しなければ、尿細管障害やネフロン減少などの問題は起こりません。そのため、薬を用いてリン酸カルシウムの析出・結晶化を抑えていけばいいということになります。じつは、この薬もすでにあります。ただ、この薬は別用途（骨粗しょう症の薬）として開発されているため、慢性腎臓病のために使うにはやはり保険適用枠を広げていかなくてはなりません。

③日々の食事で口から入るリンの量を減らす

毎日の食事でリンを多く摂っていれば、当然排出するリンの量も多くなり、原尿中リン濃度が上がってきてしまうことになります。そして、リン濃度上昇によって原尿中にCPPが発生すると、尿細管障害やネフロン減少につながっていくのです。逆に、毎日の食事で摂るリンの量を減らしていけば、こうした悪い流れを抑えていくことができます。

つまり、現状、①②の場合は保険適用の壁が立ちはだかっているため、いまのわたしたちが現実的にとれる方策は③の「食事療法」のみということになります。

もっとも、ある意味、これがいちばん手っ取り早く、いちばん効率的に予防効果をもたらしてくれる方策なのかもしれません。

先にも述べたように、わたしたちのネフロンは歳をとるとともに減っていきます。そして、ネフロンが減ってきたのに相変わらずリンをたくさん摂っていると、だんだんネフロン1本当たりのリン処理量が多くなって、原尿中の高濃度のリンに尿細管がさらされるようになっていくわけです。

ただし、この場合、ネフロンが少しずつ減ってきた段階でリンの摂取量を減らしていけば、別に問題ないのです。年々ネフロンが減ってきたとしても、同じようなペースでリンを摂る量を減らしていけば、尿中に出るリンも低く抑えられるし、排泄作業を行なうネフロンにも負担がかからないことになりますよね。

だからみなさん、歳をとったらリンの多い食べ物に気をつける必要があります。

どんな食べ物にリンが多く含まれているかについては次の第4章でくわしく述べますが、たとえば、「肉や乳製品」「ラーメン」「ファストフード」「スナック菓子」「スーパーやコンビニのお惣菜」といったように、比較的若い人が好んで食べそうなものにリンが多い傾向があります。すなわち、50歳、60歳を過ぎてネフロンが20代の頃の半分くらいになってきているのにもかかわらず、こういったリンの多いものを食べ続けていると、だんだん腎臓がくたびれてきてしまうわけですね。

ですから、「肉料理は週3回までにしておこう」とか、「毎日のように昼メシにラーメンを食べるのはやめておこう」とか、「加工食品はなるべく買わないようにしよう」とか、

「忙しくてもファストフードやコンビニ弁当に頼るのはやめておこう」とかといったように、ある程度の年齢になったなら、意識的に「リンの多い食べ物」と距離をとるようにしていけばいいのです。

このように、口から入るリンの量を減らしていく方法ならば、どんな人も毎日の生活の中で気軽に実践することができます。やはりいまのところ、慢性腎臓病の人が将来の病状悪化を防いでいくには、自分自身の身近な食事から見直していくのがもっともベストな選択なのではないでしょうか。

腎臓病を治していくシナリオは一般の人にも当てはまる

第3章では、ここまで慢性腎臓病の人が病状悪化や透析移行を防いでいくにはどうすればいいかという流れで話を進めてきました。

しかし、じつを言うと、リン摂取に気をつけていかなくてはならないのは、慢性腎臓病の人だけではないのです。腎臓が悪くない一般の方々も十分に気をつけていかなくてはなりません。

ちょっと、怖い研究レポートをご紹介しましょう。

先ほど、FGF23の値が上がるのは「リンの摂りすぎ」を警告するサインのようなものであり、FGF23が53pg／mLを超えると、いよいよ腎機能が悪化してしまう黄信号だと述べましたよね。

じつは、FGF23の値が53を超えている人はけっこう多く、45歳以上の4分の1は53を超えていたという研究調査があるのです。これは、慢性腎臓病の人ではなく、一般の人を対象とした調査。別に腎臓を悪くしているわけでもないのに、25％もの人が「黄信号」に該当してしまっていたわけです。

この25％の人たちをどう捉えればいいのか。これはすなわち、腎臓はまだそんなには疲弊していないけれど、ネフロン数に対してリンの摂取量が多すぎるということ。その状況に対してFGF23が警告を発しているということなのです。FGF23が高値の状態を続けていたら、そのうち尿細管障害が進んでネフロンが疲弊していくのは目に見えています。いまは「予備群」のような段階なのかもしれませんが、遅かれ早かれ慢性腎臓病を発症して多くのトラブルに悩まされるようになっていく危険が高いと言えるでしょう。

とにかく、ここでみなさんに肝に銘じておいてほしいのは、リンの摂りすぎや慢性腎臓病の問題は、決して一般の人にとっても無関係ではないということです。

歳をとれば誰でもネフロンの数が少なくなってきます。しかも、ほとんどの日本人は日々の食事でリンを摂りすぎています。そういう条件がそろってしまっている以上、誰にでもFGF23の値が跳ね上がってくる可能性はある。つまり、腎臓を衰えさせてしまうリスクは誰にでもあるわけですね。

それに、慢性腎臓病患者を対象にした疫学調査では「血中CPP」に関するものもあります。まだ透析に至っていない慢性腎臓病患者（このような患者さんは、保存期の慢性腎臓病患者と言います）で「血中CPPのできやすさ」を調べたところ、「CPPができやすい」とされた人は血管石灰化が進んでいて、非感染性慢性炎症が認められることが分かりました。

こうした研究報告により、近年は「リンによる腎機能悪化や老化加速は、ネフロン数が少ない一般中高齢者にも広く当てはまる問題なのではないか」と考える研究者も少しずつ増えてきています。もちろん、私もそうした研究者のひとりであり、リンや腎臓に関する研究を深く追究するにつれ、〝これはきっと、一般の人の老化にも当てはまる普遍的な現象なのだろうな〟という感触を日ごとに強めています。

もちろん、こうしたことを証明するには、今後まだまだ多くの裏づけ研究を積み重ねていかなくてはならないでしょう。老化のメカニズムについては後の章で改めて述べますが、リンという老化促進物質がわれわれ人類の老化にどれだけ普遍的に関わっているのかを解き明かしていくのはこれからの課題です。

とにかく、この章で見てきたように、慢性腎臓病を防いでいくためのシナリオはもう見えているのです。

やるべきことは、はっきりしています。

45歳、50歳、ＦＧＦ23の値が上がってくる年齢のあたりでリン制限を始め、リンをしっかりと管理していけば、ネフロンの減少をスローダウンさせて慢性腎臓病を防いでいくことができる。そうすれば、慢性腎臓病という「国民病」の進行を遅らせ、透析になる患者さんの数を大幅に減らしていくことができる——私はそう確信しています。

しかも、そうやって早めにリンをコントロールしていけば、腎臓を健やかに保ちつつ、老化や病気のリスクを抑えていくことも可能となります。当然、健康な心身をキープして長生きできる可能性もグッと高まるでしょう。

そして、こういったシナリオは、腎臓が悪い人だけに限らず、一般の人にも広く当てはまることなのです。だから、こうしたシナリオを自分の人生で実現していきたいなら、わたしたちは日々リンの摂取を気にかけて、自己努力でリンをコントロールしていかなくてはなりません。

どうやってリンをコントロールしていけばいいのかについては、次章でくわしく見ていくことにしましょう。

ぜひみなさんも、リンに気を配って腎臓を守っていくようにしてください。この章の最初に述べたように、腎臓はコンピュータで言えば、システム全体を管理するOSのようなもの。リンをコントロールしてOSの管理機能をしっかり長持ちさせていけば、体というシステム全体の健康を守っていくことができるのです。

ですからみなさん、腎臓というOSを弱らせてしまう前に、早め早めに手を打っていくようにしてください。そして、腎臓をできるかぎり長持ちさせて、これからの人生をできるかぎり長く、できるかぎり健やかに生きていくようにしましょう。

第4章　若々しく長生きするために、いまわたしたちにできること

――「リンを減らすこと」は最強のアンチエイジング

老けやすさや若々しさに差がつくのはリンのせい!?

みなさんが高校や大学の同窓会に出席して、ものすごく久しぶりに級友と顔を合わせたとしましょう。

そういう場では、老けた人と若々しい人がわりとくっきり分かれますよね。なかには髪が薄くなり、白髪やシワが増え、いったい誰だったかも思い出せないくらいに枯れて老け込んでしまった人もいます。かと思えば、髪や肌にもまだハリやつやがあって、学生時代の頃とたいして変わらないような活力や若々しさをキープしている人もいます。いったい、こういった差はどうしてつくのでしょうか。

もちろん、いろいろな要因があるのでしょう。食事、運動、睡眠、仕事や生活の苦労、ストレス……、多くの要因が複合的にからみ合って、その人の老けやすさや若々しさに影響をもたらしているのだと思います。

ただ、こういった多くの要因のひとつとして、私は「リンの摂りすぎが与える影響」も無視できないと思うのです。もちろんまだまだ想像の域を出ない話ではあるのですが、もしかしたら、日々リンをどれくらい摂っているかが、その人の見た目の若さにもバカにできない影響を与えているのかもしれません。

これまで見てきたように、リンは老化加速物質です。普段からリンを必要以上に摂っていれば、リンを排泄する腎臓に負担がかかり、腎機能がより早く衰えるようになってしまいます。そして、腎機能が落ちるとともに血液中にリンがたまるようになってくると、細胞毒のCPPが増え、血管や細胞に障害をもたらして老化や病気をどっと勢いづけるようになっていくのです。

つまり、こういった悪い流れを招いてしまうもともとの始まりは「リンの摂りすぎ」にあるのだということ。だとすると、「もともとリンをたくさん摂っている人」と「もともと少しのリンしか摂っていない人」とでは、その後の人生での老化進行スピードに差がついてきたとしてもおかしくはありません。

私は、人の老化のスピードを勢いづけてしまうかどうかには、日々のリン摂取量がかなり影響しているのではないかと見ています。

そして、これはすなわち、普段の食生活で口から入るリンの量を抑えていけば、老化スピードを抑えられる可能性が大きいということでもあります。要するに、リン摂取量をなるべく抑える食習慣を身につけていくことが、若々しさのキープやアンチエイジングへとつながっていくというわけですね。

この第4章では、毎日の食生活で口から入るリンを抑えていくためのノウハウを具体的に紹介していこうと思います。

ぜひみなさん、このリン制御のノウハウを実践に移してみてください。リンをしっかり管理していけば、腎臓が弱るのを防いで老化の進行スピードをスローダウンできる可能性が十分にあるのです。きっとその試みは、みなさんのアンチエイジングの力を高め、より長く若々しさをキープすることへとつながっていくでしょう。

リンは知らず知らずのうちに口に入ってきてしまっている

いまのわたしたちの食生活は、明らかにリンの摂りすぎです。日本に暮らして普通の食生活を送っている人であれば、誰も彼もが必要量をはるかにオーバーしていて、不足している人などひとりもいないと言っていいでしょう。

肉、魚介類、穀物、野菜、乳製品……、リンはわたしたちが毎日のように摂っているたいていの食品に含まれています。おそらく、スーパーに並んでいる食品から「まったくリンが入っていない食品」を探すのは至難の業。それくらいさまざまな食材にリンが含まれているのです。そして、わたしたちの多くは肉、野菜、穀物などの身近な食品から日々必要量の倍以上のリンを摂取しています。

そのうえ、こうした「食品から入るリン」に匹敵するくらいの量のリンを食品添加物からも摂取しているのです。ですから、日本で普通の食生活をしている人は、「食品から入るリン」と「添加物から入るリン」を合わせて、だいたい必要量の3倍くらいのリンを摂っているということになります。

ただ、この「3倍」はあくまで「普通」レベルなのです。これが、加工食品、カップラーメン、スナック類、ファストフード、スーパーやコンビニのお惣菜など、添加物の使用量が多いものを普段からよく食べている人の場合となると、リン摂取量がもっと跳ね上がるだろうと考えられます。別にそういうデータや研究があるわけではありませんが、日頃から添加物依存度の高い食生活を送っている人は、たぶん必要量の5倍くらいのリンを軽く摂取していることになるのではないでしょうか。

それに、リンは無味無臭です。味やにおいがないと、糖のように「甘いものは減らすようにしよう」、塩のように「しょっぱいものは控えよう」といった注意を払うことができません。そのため、たいていの人はリンを摂っているという意識がないまま、かなり多くのリンを摂取してしまうことになります。

さらに、リンは味もにおいもないだけでなく、「見えない」場合も多いのです。リンは酸味料や着色料、pH調整剤など、非常に多くの食品添加物に含まれているのですが、その食品の成分表示ラベルに「リン」と表示されていないことが少なくありません。隠れて見えないところにどっさりと入っている場合もあり、そのため、リンをなるべく摂らないようにと成分表示などに注意していたとしても、気づかないうちにたくさんのリンを摂ってしまっているケースも多いのです。

このように、リンはいろいろな食品に入っているのにもかかわらず、「味がない」「においもない」「見えない」という〝ないないづくし〟。このため、ほとんどの人が日々知らず知らず口に入れてしまい、知らず知らずのうちに大量のリンを摂りすぎてしまうことになっていくわけです。

これだけでも糖分や塩分を制限する場合とはだいぶ勝手が違うということがお分かりいただけるでしょう。すなわち、リンを食事制限のターゲットにするとなると、味もにおいもしないし、姿すらろくに見えない「透明な相手」を敵に回して戦っていかなくてはならないことになるのです。

「吸収されやすいタイプのリン」と「吸収されないタイプのリン」がある

では、こういう「見えない敵」とどう戦っていけばいいのか。

それには、リンというターゲットがどんな特徴を持った物質で、どういった食品にとくに多いのかを知っておく必要があります。

まず、押さえておいていただきたいのが、リンには「有機リン」と「無機リン」の2種類があるということです。

有機リン――肉類、魚介類、卵、乳製品、野菜、穀物などに広く含まれているリン。食品中の有機リン含有量はたんぱく質含有量に比例することが多く、このため、肉、魚、牛乳やチーズなどのたんぱく質食品に多い傾向がある。ただし、体内への吸収率は20～60％と食品によってかなり違いがある。

無機リン――食品添加物として使用されているリン。ソーセージやハム、ベーコンなどの加工肉、干物や練り物、スナック菓子、インスタント麺、ファストフードなど、ほとんどの加工食品に含まれている。体内への吸収率は90%以上で、口から入った添加物の無機リンはすべて吸収されてしまうと思ったほうがいい。

食品添加物の無機リンについては、後ほどくわしく述べていきます。とりいそぎここは有機リンのほうから説明することにしましょう。

みなさん、次のページの表を見てください。これはよく栄養学の教科書などに掲載されている「リン含有量が多い食べ物」のリストです。しらす干し、ししゃも、プロセスチーズ、牛乳、たらこ、いくら、豚レバー、大豆、納豆、ソバ……。わたしたちにとって身近な食べ物がいろいろ入っていますね。

ただ、私はこうした食品成分表の「リンが多い食べ物」をあまり鵜呑《うの》みにしてはいけないと考えています。

なぜかというと、これらは単純にリンの多さだけで選ばれたリストであって、それぞれ

リン含有量の多い食品の一例

主食	玄米、ライ麦パン、ソバ（ゆで）、スパゲッティ（ゆで）
乳製品	牛乳、ヨーグルト、プロセスチーズ
卵類	卵、たらこ、いくら
豆類	大豆、納豆、きなこ、豆腐、油揚げ、豆乳
魚介類	どじょう、ししゃも、煮干し、桜エビ、するめ、さんま、まぐろ（赤身）、しらす干し
肉類	豚レバー、ウインナー、ロースハム
おやつ	チョコレート、ポテトチップス、ポップコーン
ナッツ類	アーモンド、カシューナッツ、ピーナッツ

の食品の体内への「吸収率」がまったく無視されてしまっているからです。じつは、有機リンには「吸収されやすいタイプのリン」と「吸収されないタイプのリン」とがあります。一般に、肉や乳製品などの動物由来の有機リンは吸収されやすく、野菜などに含まれる植物由来の有機リンは吸収されにくい傾向があるのです。なかでも、とくに覚えておいていただきたいのは、「リンが多いとされている食べ物」であっても、人の体にはまったく吸収されないタイプの食品があるという点です。

その「吸収されないリン食品」が「大豆」です。

大豆の有機リンは「フィチン酸」という

かたちで含まれていて、このフィチン酸は人間の腸からは吸収されません。たくさん摂ったとしても、吸収されないまま便と一緒に排泄されていくことになります。

つまり、「吸収されないタイプのリン」なら、別に食べても構わないということ。前のページの表の中では大豆は「リンが多い食べ物」とされているのですが、これは「食べてもいいリン」だということになります。

そこでちょっと考えてみてください。

栄養士に「リンの摂りすぎはよくない」という知識はあったとしても、現状では個々の食材のリン吸収率のデータが不足していて、食品成分表通りの栄養指導をせざるを得ません。すると、豆腐、納豆、油揚げ、豆乳などは、本当は「食べてもいいリン」なのに、「大豆製品はリンが多いから食べるのを控えなさい」ということになってしまいますよね。

それに現状の食事療法は、腎臓が悪い人にとっては少々困った問題があります。腎臓が悪く高リン血症がある人は、リン制限の指導を受けることになりますが、食品中のリン含有量はたんぱく質含有量に比例するので、「リン制限食」はイコール「たんぱく質制限食」ということになります。しかし、たんぱく質制限を厳格に実施して、日頃肉や魚、乳製品を控えていると、たんぱく質が不足して栄養状態が悪くなり、逆に予後が悪くなってしまうことが最近の臨床研究で指摘されているのです。

でも、こうした場合でも、吸収されにくいリンを含んでいる大豆たんぱくであれば摂っても差し支えありません。最近は肉とほとんど味や食感の変わらない「大豆ミート」なども発売されていて、そうした食品をうまく摂っていけば、ストレスを感じることなく食事制限を行なうことができ、腎臓病の人はかなり助かるはずです。

ですから、食品成分表通りリン含有量の多い食材を一律に避けて、大豆たんぱくまでも遠ざけてしまうのは考えもの。有機リンは、「リン含有量」だけでなく「吸収率」も判断材料に入れて、かしこく減らしていくようにすべきなのです。

肉、牛乳、プロセスチーズなどをよく摂る人は多少控えめに

さて、話を戻しましょう。身近な食品中に含まれる有機リンの場合、単にリン含有量だけでなく吸収率も考えたうえでどんな食品に注意すべきかを判断していかなくてはなりません。では、こうした点を考慮に入れて、わたしたちはどんな食品の摂りすぎに気をつけていけばいいのでしょうか。

リン摂取量を減らすため、日々の食生活で摂りすぎに気をつけていきたいのは、だいたい次のような食品です。

・肉類

肉はリン含有量が多いうえ、リン吸収率も高い食品の代表です。とくに赤身の肉が要注意かもしれません。というのも、たいへん興味深い報告があるのです。イギリスのグラスゴーには、半径15キロメートルの中に裕福な人々が住む地域と、貧困な人々が住む地域に分かれている場所があり、地域の間で平均寿命が大きく異なる（裕福な人々のほうが長生き）ことが知られています。そして、このふたつの地域に住む人たちのリン摂取量を比べると、貧困な人たちのほうがリンを多く摂取しており、そのリン摂取量が（より安価な）赤身肉の摂取量と相関していました。このため、赤身肉はリンの含有量や吸収率が高いのではないかと指摘されているのです。

ただ、肉はわたしたちの体にとって非常に大切なたんぱく源ですので、全面的にカットしてしまうような行為をとるのはいかがなものかと思います。もし肉を減らす場合は、大豆製品を多く摂ったり大豆ミートを活用したりするなどして、たんぱく質を不足させないように注意すべきでしょう。

・牛乳

牛乳はカルシウムが豊富なことで知られていますが、じつはリンも同じくらい多いのです。なにしろ、牛乳が白く見えるのは、リン酸カルシウムとカゼインというたんぱく質の粒がコロイド粒子となって大量に分散し、いわゆる「チンダル現象（高校の理科の時間に習ったかもしれませんね）」で白濁して見えているのですから。吸収率も高いので、腎臓が悪い人はあまり飲まないようにしたほうが無難でしょう。

そもそも「乳」とは、赤ん坊や子どものための食べ物（飲み物）です。成長が止まった大人とは異なり、赤ん坊や子どもは摂取したリンとカルシウムが骨の成長にたっぷり使われるので、その分、尿中に捨てなくてはならないリンは少なくなります。むしろ、リンとカルシウムを十分に与えないと骨が成長できません。

また、前に述べたように、リンとカルシウムは濃度が上がるとリン酸カルシウムが析出してしまうため、溶ける量には限界があります。そこで、リンとカルシウムをリン酸カルシウムのコロイド粒子のかたちにして少ない容積の中に大量に詰め込んだのが「乳」なのです。ですので、健康な人の場合も、中高年以降は毎日のようにがぶ飲みしたりするのは避けたほうがいいと思います。

・プロセスチーズなどの乳製品

チーズやヨーグルトなど、牛乳以外の乳製品もリン含有量が多めです。チーズの場合、とくに「プロセスチーズ」には無機リンが使用されている添加物も入っているので、リンの含有量が多いことが分かっています。これに比べ、クリームチーズ、カッテージチーズ、モッツァレラチーズ、カマンベールチーズなどの「ナチュラルチーズ」は、プロセスチーズよりはリン含有量が少ないようです。よりリンを減らしたいなら、プロセスチーズよりもナチュラルチーズを選ぶようにするといいでしょう。

・骨ごと食べる小魚

しらす、ししゃも、わかさぎ、丸干しなど骨ごと食べるような小魚はどれもリン含有量が多めです。もっとも、こうした食品は大量に摂るものではありません。毎日たくさん食べるような場合は注意が必要ですが、そうでないかぎり、それほど気にしなくてもいいかもしれません。

・魚卵

いくら、たらこ、数の子などの魚卵系食品もリン含有量が多めです。ただ、これも毎日大量に食べるような場合は話が別ですが、そうでないかぎり、やはりそれほど気にしなくてもいいかもしれません。たまに食べるくらいなら気にすることはないでしょう。

・ナッツ類

アーモンド、ピーナッツ、カシューナッツなどのナッツ類もリン含有量が多めですが、植物性食品なので、吸収率は高くないはず。これらも毎日大量に食べていないかぎり控える必要はなさそうです。

・ソバやラーメン

米、小麦などの主食の穀物にもたんぱく質部分に少量のリンが含まれています。もっとも、毎日ごはんやパンを食べることで入ってくるリンはわずかですので、摂りすぎを気にする必要はありません。たんぱく質やリンを厳しく制限したい人向けには、たんぱく質をカットしたごはんやパンも販売されています。

なお、主食系の食べ物の中では、ソバにもっともリンが多いことが知られています。しかし、これも植物性食品ですので、吸収率は高くないはずです。それにラーメンもリンが多めです。ソバと異なり、ラーメンの「つなぎ」に使われている「かんすい」には無機リンが入っているケースがあり、この点は要注意です。ですから、「ラーメンを毎日欠かさず食べている」といった人は、3日に一度や1週間に一度のペースにするなどして多少注意するほうがいいかもしれません。

一応つけ加えておきますが、ここに挙げた食品は「絶対摂ってはダメ」というわけではありません。「リン」という視点から見た食品の特徴であって、あくまでも参考知識として理解してください。それに、具体的に週に何回まで、何グラムまで食べてもよいのかは各個人が持っているネフロンの数によって大きく違ってきます。ですから、どの食品も「摂取量があまりに多い人は、少し気をつけたほうがいいですよ」という程度の注意として受け止めておいてください。とくに腎機能に問題がない人でしたら、有機リンに関しては〝だいたいこういう食品の摂りすぎに注意しなきゃならないんだな〟ということを頭に入れておいて、スーパーで買い物をする際や外食でメニューを選ぶ際などにたまに思い出していただければ、とりあえずはそれで十分だと思います。

しかし、無機リンのほうは違います。

無機リン、すなわち、食品添加物に入っているリンは、日々意識して減らしているかどうかで摂取量にかなり大きな差がついてしまうことになります。むしろ、リン制限を成功させられるかどうかは、この食品添加物中のリンをどれだけ減らせるかにかかっていると言ったほうがいいでしょう。

要するに、リン制限でターゲットにすべきは有機リンよりも無機リン。「食品添加物中のリンを減らすこと」にターゲットを絞って力を注いでいくほうがずっと効率がいいし、リン制限がうまくいきやすいと考えられるのです。

日本の食は「添加物まみれ」&「リンまみれ」状態

先ほど述べたように、食品添加物中のリンが体内に入ってきたときの吸収率は90％以上です。

しかも、わたしたちは毎日さまざまな食べ物から食品添加物を摂り、結果、途方もない量のリンを口にしてしまっていると思ったほうがいいでしょう。こうした大量のリンがいったいどれだけわたしたちの腎臓に負担をかけているのか、いったいどれだけわたしたちの老化を加速させることにつながっているのか。この点は、これからしっかりと研究すべき課題です。

はっきり言って、日本をはじめ、いわゆる先進国の食は「添加物まみれ」です。「リンまみれ」と言い換えてもいいでしょう。

それでは、いったいどのようなものに入っているのか。

まず、加工食品にはほとんど添加物が含まれています。ソーセージ、ハム、ベーコン、ミートボールなどの加工肉、干物、練り物、かまぼこなどの水産加工食品、さまざまなタイプの冷凍食品、カップラーメンやインスタント麺、袋詰めのパン、シリアル、スナック菓子、ケーキやプリン、ゼリーなどのスイーツ、おつまみ類、漬物、調味料、コーラやジュースなどの清涼飲料水……。もう、ありとあらゆる加工食品に添加物が含まれていると言っていいでしょう。

また、スーパーやコンビニで売られているお惣菜やお弁当にも早く腐らせないための添加物が使われていることが少なくありません。それに、外食系でもファストフードのハンバーガーやポテトなどには添加物が多いことがよく知られています。疑い出したら本当にキリがないのですが、外食でも添加物ゼロの食べ物を探すほうが難しいのではないでしょうか。

では、具体的にどんな添加物にリンが多いのか。

ベーコンの表示ラベルの例

名　称	ベーコン(スライス)
原材料名	豚ばら肉(輸入)、糖類(砂糖、水あめ)、卵たん白………………／調味料(有機酸等)、リン酸塩(Na)、カゼインNa、増粘多糖類、くん液、酸化防止剤(ビタミンC)、発色剤(亜硝酸Na)、コチニール色素……………………

〈リンが使用されている添加物例〉
「かんすい」「酸味料」「香料」「乳化剤」
「pH 調整剤」「強化剤」「結着剤」など

たとえば、上のベーコンの食品表示ラベルには「リン酸塩（Na）」という記載がありますが、これなどはリン添加物の代表格です。ただ、「リン酸塩（Na）」以外にも、「メタリン酸（Na）」「ポリリン酸（Na）」「ピロリン酸（Na）」といった表記がされている場合もあります。

ただ、「リン酸塩」とか「リン酸化合物」とかといったように「リン」という言葉が記載されていればまだいいほう。じつは、かなりのリンが使用されているのにもかかわらず、「リン」とは記されていない添加物も多いのです。そうした「リンが含まれているのに『リン』と名乗っていない添加物」には、「かんすい」「酸味料」「香料」「乳化剤」「pH調整剤」「強化剤」「結着剤」などがあります。

けれど、これでは食品表示ラベルを見ても、リンが含まれているのかどうか、素人にはさっぱり見分けがつきませんよね。

つまり、こういった状況こそ、リンが「見えない敵」と呼ばれるゆえん。こういう隠れて見えないところに潜んでいる物質を相手にしていかなくてはならないから、リンを制限していくのは厄介なのです。

なぜ日本では「リン添加物」が野放し状態なのか

それにしても、日本の食は安全なはずなのに、どうしてこんなにもリンが野放しにされてしまっているのでしょう。

じつは、日本には食品表示法という立派な法律があるのですが、これにはいろいろな「抜け道」があるのです。

なかでも、いちばん問題が大きい抜け道は「一括名表示」というシステムでしょう。

一括名表示とは、何種類もの添加物を一括名で表示すること。食品表示法では「同じ目的で使う食品添加物」や「似た性質を持つ食品添加物」をひとまとめに一括名で表示することが許されているのです。

たとえば、「香料」であれば、5種類くらいの添加物を使っていたとしても、同じ香料として使っているのであれば一括名で表示してよいということ。同様に「乳化剤」「酸味料」「かんすい」「保存料」「着色料」なども多くの種類の添加物が使われているのにもかかわらず、ひとまとめにして記載されていることが多いのです。

リンが多く使われている添加物の例を挙げておきましょう。「pH調整剤」は食品の変質や変色を防ぐための添加物なのですが、これはひとつの物質名ではありません。「ポリリン酸ナトリウム」「クエン酸ナトリウム」「酢酸ナトリウム」「フマル酸ナトリウム」といった複数の添加物の集合体なのです。これらの添加物のうち「ポリリン酸ナトリウム」は、「リン」という名が入っていることから分かるようにリン添加物のひとつ。このように、一括名表示されている成分の中にリン添加物が入っているケースが非常に多いのです。

なお、食品表示法では一括名表示以外にもいろいろな抜け道があります。たとえば、スーパーのお惣菜やお弁当など、「店内で製造・加工した食品」にはその成分を表示しなくていいことになっています。カット野菜の色が変わらないのは、次亜塩素酸に浸けているせいですし、スーパーのバックヤードでつくっている調理品にも発色をよくしたり、早く腐らせたりしないための添加物がいろいろ使われていると聞きます。しかし、これらは表示しなくていいことになっているのです。

それに、パッケージが小さくて成分を表示しにくいものには表示しなくていいという抜け道もあります。この件で有名なのが喫茶店などでコーヒーと一緒についてくる「コーヒーフレッシュ」。あれはミルクからつくられているのではなく、植物油に水を混ぜ、添加物で白く濁らせてミルク風に仕上げた液体です。でも、容器が小さいために、成分や添加物を表示しなくていいことになっているわけですね。

ともあれ、こういった抜け道がいろいろあるせいで、日本では事実上、加工食品中のリンは細かく表示しなくてもいい状態になってしまっています。そして、そのせいでわたしたち消費者は、どの食品にリン添加物がどれだけ使われているのか皆目分からない状態に陥ってしまっているわけです。

「食品添加物が多そうなもの」を減らしていくのがいちばんの近道

では、わたしたちは、こうした状況の中、どうやって食品添加物中のリンを減らしていけばいいのでしょう。

私は、いちばん手っ取り早いのは、「食品添加物が多そうなものはなるべく食べない」「食品添加物が多そうなものはなるべく買わない」という戦法をつらぬくことだと思います。つまり、「リンが入っているかどうか」なんて細かく見てもどうせ分からないから、食品添加物が多そうな食品は〝どれも怪しい〟〝どれもリンが入っているかもしれない〟と思って、できるだけ避けるようにしていきましょうというわけです。

なにしろ相手は「見えない敵」ですから、広めに網を張っておいて〝これは危なそうだな〟と思ったものはできるだけ摂取を控えるようにしていく。そうすれば、かなりの量の「見えない相手」を網にかけることができ、その分のリンを口に入れずに済ませられるようになるでしょう。そうやって、食卓から意識的に食品添加物を遠ざけていくのが、もっとも効率的・合理的ではないかというわけです。

食品添加物は、避けようと思えば避けられます。〝これは添加物をたくさん使っていそうだな〟という食品は買わなければいいし、〝この店はかなり添加物を使っていそうだな〟という店には入らなければいいのです。

もちろん、すべての食品添加物をカットしようなんて無理なことは言いません。日本では隅から隅まで本当に多くの食品に添加物が使われていますから、「全部カットしよう」なんて言ったらほとんど食べられるものがなくなってしまいます。それに、食品添加物には腐敗を防いで食中毒を減らすという大切な役割もありますし、現代の食生活が食品添加物のおかげで豊かになったというのも確かな事実です。

ですから、自分の普段の食生活のスタイルを顧みて、カットできそうなところからカットしていけばよいのではないでしょうか。たとえば、「せめてジャンクフードを買うのはやめよう」とか「せめてファストフード店で食べる回数は控えよう」とか「加工肉を買うのはせめて週1回にしよう」とか「スーパーのお惣菜に頼るのはせめて週に1回程度にしよう」とか、そういうカットの仕方でもリンの摂取量はかなり減らすことができると思います。

とにかく、自分が食べたいものを食べずに我慢するのではなく、〝これなら自分にもできそうだ〟という簡単な部分からカットしていくのが長続きのコツです。

この「食品添加物カットによるリン制限」、ぜひみなさんも、自分なりの基準を決めて、無理のないところからスタートするようにしてみてください。そして、一歩一歩着実に口から入るリンを減らしていくようにしましょう。

食品添加物を減らしたい人のための12の心得

日々の暮らしの中でどういった基準で食品添加物をカットしていけばいいのか。参考までに12条の具体例を示しておくことにしましょう。

①ハム、ソーセージ、ベーコンなどを減らす

加工肉は調理も簡単でついつい便利に使ってしまいがち。ただ、これまでも述べてきたようにリン添加物が使われているケースが少なくありません。ソーセージなどはメーカーによってもリン使用量がだいぶ違うようなので一律にNGとも言えないのですが、普段から「加工肉はリンが多めだから気をつけよう」という意識を持っているだけでもかなり摂取量が違ってくるはずです。

②魚肉ソーセージ、かまぼこ、練り物などを減らす

加工肉と同様に、魚肉ソーセージ、かまぼこ、ちくわなどの水産加工食品にも添加物が多めに含まれています。それに、はんぺんやつみれ、さつま揚げなどのおでんの具にも気

をつけるべきでしょう。たまに食べる程度なら問題ありませんが、やはり「水産加工食品は添加物多めだ」ということを頭の隅に置いておくようにしてください。

③なるべく「元の素材が分かる食品」を買う

野菜、きのこ、果物などは、「元の素材やかたち」のままで食卓に上るケースが多いもの。一方加工食品には、いったんすり潰してから別のかたちに整えるなど、元の素材が原形をとどめていないことが多いものです。こうした「元の素材やかたち」が分からないものには添加物が含まれているケースが多いので、食品を買い求める際のひとつの目安にしておくといいでしょう。

④カップラーメンを減らす

お湯を注ぎさえすれば食べられるカップ麺はたいへん便利ですが、添加物も多く使用されている食品です。しょっちゅう食べている人は、その「しょっちゅう」を「たまに」に変えるだけでもだいぶ添加物摂取量が減ってくるはずです。

⑤「とんでもなく日持ちがするもの」は買わない

スーパーやコンビニで売られている加工食品には、たまに消費期限がびっくりするくらい長いものがあります。何か月も何年も日持ちがするということは、それだけ保存料や防腐剤など多くの添加物が使われている可能性があります。食品は時間が経てば腐っていくのが普通です。とんでもなく日持ちするものやいつまで経っても腐らないものは、なるべく買わないほうがいいでしょう。

ただし、缶詰に関しては賞味期限が長いからといってそれほど添加物の心配はしなくてもよいかもしれません。保存料や防腐剤なしで腐らないのが不思議だという人も多いと思いますが、缶詰は空気に触れないように中身を密封して詰めてから高温高圧の蒸気で完全滅菌しているので、長期間保存をしても腐らないのです。

⑥「いかにも着色料を使っていそうな食品」は買わない

不自然なくらい鮮やかな色をしていたり、およそ食べ物と思えないようなどぎつい色をしていたりする食品は発色剤や着色料などの添加物を使用している可能性大です。そういった「いかにも」という食品はなるべく買わないようにしましょう。

⑦スナック菓子はなるべく個別包装してあるものを買う

スナック菓子は全般的に添加物が多めです。なるべくなら「ついついつまんで、いつの間にかひと袋空けちゃった」といった行為はしないほうがいいでしょう。ただ、最近は少量タイプのスナック菓子も売られているし、チョコやおせんべいにも個別包装してあるものが多くなってきました。あらかじめそういったタイプを買うようにしておけば食べすぎを防ぐことにもつながります。お菓子類が好きな方は「少量タイプを買って、ちょっとだけ食べる」を習慣づけていくといいのではないでしょうか。

⑧なるべく手作りのものを食べる

スーパーやコンビニのお惣菜やお弁当には添加物が使われているものが少なくありません。だから、普段から「なるべく家で手作りのものを食べよう」と心がけているだけでも添加物摂取量を減らすことにつながります。たとえばサンドイッチであれば、食パンを買って、レタスを買って、卵を買って、ツナ缶を買って、自分でサンドして食べればいい。それだけでもだいぶ違うはずです。

⑨ファストフードを食べる機会を減らす

ずいぶん前から「ファストフード店で提供している食品には添加物が多く含まれている」ということが指摘されています。もちろん、以前に比べればかなり改善もされてきているのでしょうし、すべてのファストフードがNGというわけではないでしょう。ただ、やはりあまりにしょっちゅう利用するのは考えもの。利用機会が多い人は意識して減らしていくほうがいいでしょう。

⑩「下ゆで」「ゆでこぼし」などの工夫をする

ハムやソーセージ、ベーコンなどの加工肉は、炒めたり焼いたりする前に熱湯に10秒ほどくぐらせるとだいぶ添加物を落とせるそうです。また、インスタントラーメンは、麺をゆでたお湯にスープを加えるのではなく、麺とスープを別々の鍋でつくってスープの鍋に麺を移すようにするのがおすすめ。そうすれば、麺をゆでた鍋のほうで添加物を落とせるというわけですね。それと、カップラーメンの場合は、かやくと麺が別々のタイプを選び、麺にお湯を注いだらそのお湯をいったん捨てて、改めてお湯を入れ直すといいそうです。調理の際、こうしたひと手間を加えるよう習慣づければ、それだけでもけっこうな添加物削減につながるはずです。

⑪値段が安すぎるものには注意する

同じ種類の食品であっても、値段にかなりの差があるものは少なくありません。値段が安いものは、コストを安く仕上げようとしている分、安易に添加物に頼ってしまっている傾向があるようです。一方、値段が高いものは、なるべく添加物に頼らずに「自然のまま」「素材のまま」に近いかたちで食卓に届けようという努力をしているケースが多いもの。このあたりは、値段に正直に反映されていることが多いので、あまりに安すぎるものには注意を払ったほうがいいかもしれません。

⑫食品表示ラベルを見て「〇〇料」「〇〇剤」という表記の多いものは買わない

先ほど述べたように、「〇〇料」「〇〇剤」と一括名表示されている成分には、何種類もの添加物が含まれていることが多いもの。それらのどこにリン添加物が混じっているか分かりません。ラベルをパッと見て、「〇〇料」「〇〇剤」という記載の多い食品はなるべく買わないようにするというのもひとつの手ではないでしょうか。

自分の中に「リンを抑えるブレーキ」を持とう

みなさん、「食品添加物を減らす12の心得」はお分かりいただけたでしょうか。どれも些細なことではありますが、こうしたことを日々意識して心がけていれば、そのちょっとした行動が積み重なって、年月が経つとともにかなりの量のリンを減らせることへつながっていくはずです。

ただ、ここでもうひとつつけ加えておきましょう。

食品添加物とつき合っていくには、あまり気にしすぎないことも大切です。先にも述べたように、日本では非常に多くの食品に添加物が加えられているので、「あれもダメ」「これもダメ」といちいち細かく気にしていたら、口に入れられる食品がなくなってしまいかねません。

ですから、あまり厳しく制限しようとしすぎないほうがいい。むしろ、「ま、これくらいしょうがないか」「ジャンクフードもちょっとくらいならいいわよね」「カップラーメンも週1回くらいなら許されるよな」「今日はおでんだし、添加物OKってことにしちゃおうか」といった具合に、多少は甘く、ゆとりや余裕を持った取り組み方をしていくくらいがちょうどいいのではないかと思います。

すでに腎臓がかなり悪く、高リン血症になっている人の場合、これではだいぶ不十分かもしれませんが、現在健康で、腎機能にとくに問題を指摘されていない人ならば、「なるべく」「できるだけ」「自分にできる範囲」で食品添加物を抑え、「リンの摂りすぎ状態」にブレーキをかけていくだけでも、ネフロン数の減少速度をゆるめることができるのではないかと思います。

先にも触れたように、現代では普通の食生活を送っている人でも必要量の3倍相当のリンを摂取してしまっています。もともとが「かなりの摂りすぎ状態」にあるわけですから、ひとりひとりが「摂りすぎだ」ということを自覚して、自分なりにブレーキをかけて摂取量を抑えていってもらえればそれでいい。私は、そういう意識が普及してくれれば、それだけでもかなりの大進歩だと思います。

なぜなら、昔を振り返ってみれば、「塩分の摂りすぎはいけませんよ」ということが周知されるまでにはかなりの時間がかかりましたよね。

昭和の頃、雪深い地方で脳卒中が多いということが問題にされて、それは塩分の摂りすぎが原因だということになって、国や自治体が減塩運動に取り組み始めて、だんだん「減塩したほうが健康にいいんだ」ということが一般の方々にも知られるようになってきた。いまでこそ、スーパーに減塩商品があふれ、減塩をすることが健康常識のようになってきてはいますが、塩分の摂りすぎが最初に問題になったときから考えれば、おそらく50年以上の歳月が流れているのではないでしょうか。

だから、「リンの摂りすぎには気をつけよう」ということが一般の方々に周知されるようになるまでには、まだまだかなりの長い時間がかかるのかもしれません。むしろ私は、30年、50年というくらいのタイムスパンで「リンの摂りすぎは体に悪い」ということを「常識化」させていくべきだと考えています。

ただ、逆から言えば、いまのうちに警報を発してブレーキをかけておかないと、これからも食品添加物はどんどん増え続け、リンを大量に摂る人が増え続けていって、いずれ日本の食はたいへんなことになってしまうのかもしれません。

このままリン摂取量の増加にストップがかからなければ、高齢化が進むとともに慢性腎臓病になる人が増え、かなり早い段階から老化加速症状に悩まされる人が増えていくのは明らかです。いま、ブレーキをかけないままで行ってしまったら、未来の日本は「食」によって弱っていくハメになるでしょう。もしかしたら、30年後、50年後、100年後の日本は、慢性腎臓病患者や透析患者ばかりがやたらに目立つ「老化加速大国」になっていってしまうのではないでしょうか。

しかしみなさん、いま、わたしたちひとりひとりがやるべきことをちゃんとやっていけば、ブレーキをかけられるのです。

リンは老化加速物質ですが、リンの摂りすぎさえ抑えていけば、その老化スピードを遅くしていくことが可能です。

つまり、リンの摂りすぎにブレーキをかけることができれば、老化スピードにもブレーキをかけることができる。ブレーキをかければ、老化という速い川の流れをゆったりとした流れに変えていくことができるのです。

ですから、ぜひみなさんも自分の中に「リンを抑えるブレーキ」「食品添加物を抑えるブレーキ」を持つようにしてください。そして、そのブレーキをうまく使って、老化の加速をコントロールするようにしていきましょう。

もちろん、別に急ブレーキを踏む必要はありません。あまり目くじらを立てず、ゆとりと余裕を持った運転でゆっくりブレーキングをしていけばOK。自分なりにできる範囲でブレーキをかけながらリンを減らしていけばいいのです。

そうやってリンをコントロールしていけば、みなさんのアンチエイジングの力は自然に高まっていくことでしょう。きっと、老化の流れに逆らい、これからの人生でより長く健康と若々しさをキープしていけるようになるのではないでしょうか。

だからみなさん、食品添加物を抑え、リンを抑えて、この先の人生の流れを変えていきましょう。みなさんひとりひとりが意識してブレーキをかけていけば大きな流れも変わっていくはずです。さあ、リンをしっかりコントロールして、老化という川の流れにブレーキをかけていきましょう。

第5章　見えてきた

老化を防ぐメカニズム

――「体を動かすこと」「食べること」を末永く維持するために

宇宙環境では骨の中のリンがどんどん〝家出〟をしてしまう

最近、私の「抗加齢医学研究部」は、JAXA（宇宙航空研究開発機構）と共同研究をすることが多くなってきています。

いったいなぜ、腎臓やリンの研究をしているわたしたちが「宇宙開発の最先端研究機関」とコラボレーションするのか。それは、「老化加速のメカニズムを明らかにする」というテーマを共有しているからです。

宇宙の無重力環境では、老化でよく見られる体の衰えが一部ものすごいハイスピードで進行します。ご存じの方も多いかもしれませんが、宇宙においては、筋肉量が地上の約2倍のスピードで減っていき、骨量に至ってはなんと地上の約10倍のスピードで減っていってしまうのです。

いったいどうしてこんなに急速に筋肉や骨が減ってしまうのか。

そのいちばん大きな要因は「体を支える必要がなくなるから」です。無重力状態で体がふわふわと浮いてしまうような状況では、筋肉や骨は体を支えなくてもよくなります。つまり、筋肉や骨が「体の重みを支える」という〝仕事〟から解放され、働かなくてもよくなったせいでどんどん機能低下してしまうようになるのです。骨の場合、体を支える必要がなくなると、骨密度がどんどん低下して骨粗しょう症が進み、骨の中身がスカスカ状態になってしまいます。

では、こうした骨量低下が進むとどうなるのか。

第2章で、「4億年前に生物が獲得したリン酸カルシウムの骨は、重力に抗して体を支える必要がある陸上脊椎動物の進化を可能にした」と述べました。人間が宇宙の無重力空間に行くということは、4億年の進化の賜物である「リン酸カルシウムの骨」が突然要らなくなることを意味します。人間の骨がリンやカルシウムの貯蔵庫であることは先にも述べました。じつは、「骨量低下が進む」ということは、骨という貯蔵庫からリンやカルシウムが溶け出して、血中に入っていってしまうということに他ならないのです。

するとどうなるかというと、リンを食べすぎた場合と同じような状態になっていくのではないかと考えられます。すなわち、リンをたくさん摂っていると腎臓が大量のリンを排泄しなければならず、FGF23の値が上昇し、原尿中リン濃度が上昇して原尿中にCPPが形成され、だんだん腎臓のネフロンが減っていき、やがて腎臓病を発症するようになっていく……。つまり、宇宙環境でも、これと同じような悪い流れに陥っていくのではないかと考えられるわけですね。

要するに、ＪＡＸＡとの共同研究は、こういった老化加速の流れを宇宙実験で検証しようというのが目的なのです。たとえば、宇宙へマウスを連れて行って、もしそのマウスが腎障害を起こしたなら、骨から溶け出したリンが腎臓に対して障害を引き起こしているということになります。そして、もしそのマウスを治療することができれば、人間の腎臓病患者にもその治療を応用できる可能性が高まるというわけです。

ところで、こういった骨量低下を防ぐために、いまもっとも有効と目されている治療手段はいったい何なのでしょう。

じつは、その治療手段が「運動」なのです。

そもそもわたしたちの骨は、体の重みや運動刺激というプレッシャーがかかることによって丈夫に維持されるようにできています。骨という組織は、荷重ストレスが増すと、そのプレッシャーに負けないようにと、リンとカルシウムを蓄えて丈夫になっていくものなのです。

しかし、これが宇宙環境のように体重や運動のプレッシャーがまったく加わらないような状態になると、骨の中のリンやカルシウムが〝オレたちゃもうお役御免で必要とされてないんだな〟とばかりに、どんどん〝家出〟をしていってしまうようになります。だから、骨の中のリンやカルシウムを血中へ〝家出〟させないようにするには、日々しっかり運動をして刺激を送り続け、骨という〝家〟の中にじっととどまっているよう仕向けていかなくてはならないわけです。

実際、宇宙に長期滞在をする飛行士は、筋肉や骨にプレッシャーがかかるようにつくられたトレーニングマシンを使って、毎日かなり長時間、意識的に体を動かしています。そうやって体を動かし続けていないと、骨からリンが溶け出して、骨粗しょう症や慢性腎臓病が加速してしまうため、運動をやめるわけにはいかないのです。

つまり、リンという老化加速物質をしっかり制御していくには、「食事」だけでなく「運動」も必要だということ。そして、これは宇宙飛行士のような特別な人のみならず、一般のわたしたちにとっても当てはまることなのです。

この最終章では、こうした運動の重要性に触れつつ、わたしたちが老化を食い止めて長生きをしていくためにいったい何をすればいいのかをできるだけ突き詰めてみることにしましょう。

1日の座位行動時間が長い人は寿命が短い

先ほど、「宇宙では地上の約10倍のスピードで骨が衰えてしまう」という話をしましたが、地上においてもろくに体を動かしていなければ早く骨が衰えてしまうことになります。たとえば、家にこもりきりでろくに外に出なかったり、寝転んだり座ったりしているだけでろくに歩いていなかったりすると、じわじわとリンやカルシウムが流出して骨量が減っていってしまうようになるのです。

これには、ＪＡＸＡが中心になって行なわれた「国際共同ベッドレスト研究」という有名な実験があります。別名、「長期寝たきり実験」。このネーミングからもお分かりのように、被験者に3か月間ベッドの上でほぼ寝たままの状態で過ごしてもらい、体にどのような変化が現われるかを調べたのです。この実験では、被験者の大腿骨の骨密度が1か月当たり2％以上減ったという結果が得られました。そして、これにより、運動量や活動量が極端に少ない生活を送っていると、宇宙とたいして変わらないくらいのハイスピードで骨が衰えていってしまうということが判明したのです。

そこでみなさん、ちょっとご自身の普段の生活の活動量を振り返ってみてください。ひょっとして、ろくに体を動かしていなかったり、ろくに歩いていなかったりする方はいらっしゃいませんか？

なかでも、近年世界的にクローズアップされてきているのは「座っている時間」の長さです。

座りっぱなしは、医学研究においては「座位行動（セデンタリー・ビヘイビア）」と呼ばれています。そして、この座位行動に関する研究がここ数年多くの国々で報告されるようになってきているのです。例を挙げれば、「座位行動が長い人ほど死亡率が高くなる」「座位行動が長い人は心疾患を起こすリスクが高い」「1日の座位行動時間が長いと寿命が縮む」といった具合です。

日本人は世界の中でも1日の座位行動時間が長いと言われています。おそらく、みなさんの中にも1日中座ってパソコンのキーボードを打っていたり、1日中座ってテレビを観たりスマホをしたりという方が少なくないのではないでしょうか。

つまり、そういうふうに運動量・活動量が少ない人は、骨に対する刺激が少なく、骨量低下とともにリンやカルシウムを骨から溶け出させてしまい、骨粗しょう症や慢性腎臓病を進行させてしまう可能性も高いのです。

では、座位行動の時間が長い人はいったいどうすればいいのか。

答えはシンプルで、意識して座りっぱなしを避け、なるべく体を動かすということになります。多くの研究を総合すると、30分に1回、2〜3分でもいいから席を立って歩くようにするのがおすすめのようです。30分刻みだと仕事や作業に集中できないという場合は1時間に5分程度歩くようにするのでもいいでしょう。もちろん、外に出てウォーキングをするだけの気持ちの余裕があるならそれに越したことはありません。とにかく、極力座位行動時間を減らし、小まめに歩くようにするだけでも、一連の問題の深刻さがだいぶ緩和されてくるというわけですね。

体を動かすことが「リンを骨に封じ込めること」につながる

当たり前ですが、「骨」は「動くため」に必要なものです。

わたしたちは、骨があるおかげで体を支えることができ、骨があるおかげで体を自在に動かして活動をすることができています。

先にも述べたように、わたしたちの遠い遠い祖先は海の中から陸上へと這い上がる過程でリン酸カルシウムの硬い骨を手に入れました。陸上では水中と違ってずっしりとした重力が体にのしかかります。その重力を受けながら、体を支え、自在に動き回って活動をするには、それに耐えうるだけの硬くて丈夫な骨が必要だったのです。つまり、わたしたちは陸上で「動き回る」という必要を満たすために、リンとカルシウムを骨の内部にストックしておくシステムを獲得するに至ったわけです。

でも、もしこれが「動く必要がなくなってきた」、あるいは「動けなくなってきた」となったらどうなるでしょう。

動かなくてもいいんだったら、別に「骨を硬く丈夫にしておく必要」もなくなってしまいますよね。動き回る必要がないのなら、わざわざリンやカルシウムを骨にためておく必要もないということになってしまいます。

だから、体を動かしていないと、骨からリンやカルシウムが〝家出〟してしまうようになるのです。

すなわち、宇宙環境でリンやカルシウムが溶け出すのは、体を動かさずともよくなって硬い骨が不必要になったから。それと同様に、寝っぱなしや座りっぱなしでいるとリンやカルシウムが溶け出していってしまうのも、〝こんなに動かないんだったら、硬い骨なんてもう要らないんだな〟というモードが作動してしまうからなのです。要するに、「動く」という必要がなくなると、リンもカルシウムも〝もう役目は終わった〟とばかりにどんどん〝家出〟してしまうようになるわけですね。

こういった状態は「退化」と言ってもいいのかもしれません。

わたしたち人間の祖先は「地上で動くため」にリンとカルシウムを骨にためるシステムを進化させたわけですが、逆に地上で動く必要がなくなると、硬い骨に頼る必要がなくなり、骨の中のリンとカルシウムがどんどん流出して退化していってしまうようになる。そして、リンが増えるとともに腎臓の機能が落ち、老化が加速して、てきめんに衰えていってしまうようになるわけです。

要するに、わたしたち陸に上がった動物は、動かなくてはダメなのです。

生きているうちはずっと恒常的に体を動かしていなくてはならず、動かなくなったり動けなくなったりしたらもうオシマイ。体を動かさなくなったり動かせなくなったりしたら、それを合図に骨からリンやカルシウムが溶け出し、骨と腎臓が衰えて、みるみる体が老化してしまうようになるのです。

きっと、わたしたち陸に上がった硬い骨を持つ動物の体は、みなそういうふうにできているのでしょう。動かなくなってきたのをサインに骨からリンが溶け出して、衰えてしまうように元から仕組まれているのかもしれません。

つまり、だからこそわたしたちが老化を防いでいくには、日々しっかりと体を動かしていかなくてはならない。リンが漏れ出して悪さを働くことのないよう、日々体を動かしてちゃんと骨に封じ込めておかなくてはならないのです。

陸上で生きるのと引き換えに背負わざるを得なかった「危ういシステム」

それにしても、みなさん不思議ではありませんか？　骨の中のリンが漏れ出すか漏れ出さないかで自分の体が衰えるかどうかが決まってきてしまうなんて、考えてみればかなり「危ういシステム」ですよね。

普段から体を動かしていないと骨から「危険物質」が漏れ出てしまう。リンの管理対応をちょっと間違えただけで寿命が縮んでしまうなんて、陸に上がった動物はどうしてこんな危ういシステムをとる道を選んだのでしょうか。

これはもちろん想像ですが、われわれの祖先にあたる生き物は、寿命を縮めるリスクという代償を払ってでも陸に上がりたかったのでしょう。あるいは、海には命を脅かす天敵がいるなど、大きな犠牲を払ってでも陸に上がらなくてはならない事情があったのかもしれません。とにかく、どんな甚大なリスクを背負ってでも、陸上で動くためのリン酸カルシウムの丈夫な骨が欲しかったのだと思います。逆に言えば、そのような丈夫な骨を持ったからこそ陸に上がった生物は「陸上脊椎動物」として生き残ることができたのでしょう。

先にも述べたように、リンとカルシウムは、われわれの体内において非常に不安定な状態で保たれています。リン酸カルシウムとしておとなしく骨に収容されている分にはまったく問題ないのですが、ひとたび血中に溶け出してしまうと、極めて危険な存在に変貌するようになるのです。すなわち、骨を出たリンとカルシウムは、いつ骨以外のところで結晶化してもおかしくないような状態で血液中や細胞外液中を漂うようになる。そして、腎機能が低下して血中リン濃度が上がってくると、結晶化したリン酸カルシウムがCPPを形成し、血管石灰化や非感染性慢性炎症などの悪さを働くようになっていくわけですね。

いったいどうして、リンとカルシウムをいつ固まるかも分からない危険な状態で放っているのか。その理由は、リンとカルシウムを体内に浮遊させておけば、いつでもどこでも骨をつくることができるから。骨をつくりたいときに、手近にリンとカルシウムがあれば、それらを材料にすぐに骨をつくることができるわけです。

わたしたちの骨が常に補強されながらつくり替えられていることは先にも触れましたが、陸上で重力に耐えながら体を動かして活動していくには、いつでもどこでもパパッと骨をつくってプチリニューアルをしつつ、骨の強度をキープしていく必要があったのかもしれません。そして、そのためには、いつでもリンとカルシウムを手近で融通できるような体制が必要だったのでしょう。

だから、わたしたちの祖先たる生き物にとって、骨からリンが漏れ出しやすい「危ういシステム」は、陸上で体を動かして生きていくのと引き換えに、どうしても背負わざるを得ないリスクだったのではないでしょうか。

生物界のダイナミックな進化においては、「何かを得る代わりに、何かを失ったり何かのリスクを負ったりする」というトレードオフはわりとよくあること。この場合の進化のトレードオフでは、「陸上で動き回れる」という利益を獲得する代わりに、リンによる老化加速の不利益を背負うことになった。すなわち、わたしたち陸上で生きる生き物は、リン酸カルシウムの硬い骨を得る代わりに、その骨の構成成分であるリンによって老化し、リンによって衰えていくという宿命を背負ってしまったわけです。

FGF23は腎臓を犠牲にしてでも自分の使命をまっとうする

しかし、陸上に生きる硬い骨を持つ生き物は、こういった宿命を背負ってしまったからこそ、危ういリスクを制御する精巧なシステムを併せ持つようになっていきました。自分たちの体をみすみす衰えさせてしまわないように、「リン」という物質を厳重に制御していくための管理システムを持つに至ったのです。

つまり、その管理システムこそが、FGF23とクロトー遺伝子のホットライン。リンが血中に多くなると、骨からFGF23が分泌されて、「リンを排泄しろ」という指令を腎臓に伝えているわけですね。言わば、FGF23は常に「リンという危険物質が多くなりやしないか」と目を光らせていて、ちょっとでも多くなったら排泄指令を出し、体内のリンをいつも一定範囲内に保とうとしているのです。

先にも述べましたが、FGF23やクロトー遺伝子のような管理システムは、リン酸カルシウムの硬い骨を持つ生き物にしか存在していません。その点から見れば、FGF23やクロトー遺伝子は、やはり「リン」という「命を縮めかねない危険物質」をのさばらせてしまわないように備えつけられた対策防御システムなのでしょう。老化を加速させたり寿命を縮めたりしないようにするには、リンが少しでも増えたらすぐさま危険をキャッチして排泄を促す「リン制御システム」の搭載が不可欠だったわけです。

言うなれば、FGF23にとっては、リンを体内にためないようにすることが最重要課題。

たぶん、老化加速や寿命短縮を阻止して命を少しでも長く存続させていくために、リンをコントロールすることが「これだけは絶対に守り抜かなくてはならない使命」としてインプットされているのではないでしょうか。

だから、FGF23は、自分に課せられた使命をまっとうすべく、食事によってほんの少し血中にリンが増えただけでも即座に排泄指令を出し、不活動のあまり骨からリンが血中へ溶け出したようなときもすかさず排泄指令を出しているのです。それこそ、まるで体をリンから守る番人のように、日々腎臓に対して「リンを出せ」「もっと出せ」と排泄を促し続けているわけですね。

もっとも、それで弱ってしまうのが腎臓です。

先述したように、日々尿中へ排泄するリンの量が多くなると、腎臓の尿細管が高濃度のリンにさらされるようになり、CPPが発生してネフロンに障害をもたらすようになっていきます。これによりネフロンが少なくなってくると、ネフロン1本当たりのリン排泄負担が増え、CPPによってネフロンがさらに減少して腎機能が低下し、慢性腎臓病が進行してしまうようになるのです。

言わば、腎臓の機能が弱ってしまうのは、リンという危険物質を大量に扱い続けてきたせいであり、FGF23が腎臓に「リンを出せ」「もっと出せ」と毎日のように排泄要請を出して働かせ続けたせいでもあるわけです。

しかし、FGF23からすれば、どんなに腎臓が弱ろうとも、〝そんなこと、こっちの知ったこっちゃない〟ということなのでしょう。FGF23には「体内のリンをプラスマイナスゼロにする」という「どんなことがあっても守り通さなくてはならない使命」があるのです。だから、腎臓が弱るのを犠牲にしてでも、自身のその使命をまっとうしようとする。どんなに腎臓の力が落ちてきたとしても、少なくなったネフロンに鞭打って「働け」「働け」とリンの排泄を促し続けるわけです。

言い換えれば、「体内のリンを一定に保つ」というFGF23の仕事は、腎臓を犠牲にしてもやむを得ないくらいの重要任務だということなのでしょう。

もし、リンという危険物質が体内にあふれるようになってしまったら、いよいよ生命が危機にさらされることになってしまいます。だから、FGF23は多少の犠牲には目をつぶってでも生命維持を優先し、日々リン排泄を促して、体内に危険物質をためないように働きかけているのではないでしょうか。ここにも、「体内のリンを一定に保つ」というメリットと、「ネフロン数が減る」というデメリットの究極の選択、つまりトレードオフが見て取れます。

大事なのは、生物として何をいちばんに優先していくか。おそらく、FGF23を中心としたリンのコントロールシステムは、リンのリスクを最小限にとどめて長く生命を維持し続けることを最優先にしているのでしょう。

わたしたちは、リンを骨に取り入れて陸に上がったせいで、リンによる「老化加速」「寿命短縮」の影に脅かされるという〝宿命〟を背負ってしまったわけですが、FGF23のリン制御システムは、そういう〝宿命〟に何とか抗っていくために搭載された抵抗装置なのかもしれませんね。

骨と腎臓が老化を管理している

FGF23を分泌しているのは骨です。そのFGF23の排泄指令を受け取っているのは腎臓のクロトー遺伝子です。

リンの制御システムは、この骨と腎臓のやり取りによって維持されていると言ってもいいでしょう。本来、リンは体の骨以外の場所には、たまってはいけない物質です。口から入ってきたリンや骨から溶け出したリンは、必要量を超えたらすみやかに体から排泄しなくてはなりません。言わば、そういったリンの「出入り」の管理調整が骨と腎臓のネットワークによって行なわれているのです。

骨はリンの貯蔵庫であり、腎臓はリンの排出器官です。リンを商品などの荷物だとすれば、骨が荷物をストックしておく倉庫で、腎臓は出荷担当部署のようなもの。骨と腎臓の間では「いま在庫がどれくらいストックされているか」「今日はどれくらいの商品を出荷したか」「いま出荷しなければならない荷物がどれくらいあるか」といった情報のやり取りが頻繁に行なわれています。

ただ、このリンという荷物はかなり厄介で、骨という倉庫の在庫が少なくなりすぎてもまずいし、出荷量が多くなりすぎても腎臓という出荷担当が疲弊してまずいことになってしまう。それに、もし万が一出荷機能が低下したりストップしたりして荷物を出せなくなってしまったら、行き場を失った荷物が体内にあふれ、老化が一気に加速してしまうことになる。だから、骨と腎臓は頻繁に連絡を取り合って、リンの出入りに目を光らせつつ、体内の流通量を常に一定に保つようにコントロールしているわけです。

つまり、わたしたちの老化進行を左右する物質・リンは、こうした骨と腎臓の流通管理ネットワークによってコントロールされているのです。体内状況が常に一定に保たれていることを「恒常性」と言いますが、リンの恒常性は、骨と腎臓のコントロールシステムによって維持されていると言っていいでしょう。逆から言えば、この管理コントロールシステムが立ち行かなくなって、リンの恒常性が維持できなくなった際に現われてくる不調が「老化」なのです。

だから、わたしたちが老化するかしないかは、この骨と腎臓の管理コントロールシステムを健全に機能させ続けていけるかどうかがポイントとなります。老化を左右する物質を骨と腎臓がコントロールしているわけですから、人類を含む陸上脊椎動物においては、「骨と腎臓が老化をコントロールするカギ」と言えるでしょう。

それに、老化だけではありません。骨と腎臓のリン恒常性維持システムを長く健全にキープしていけるかどうかは、わたしたちがこの先どれだけ健康に生きていけるか、わたしたちがこの先どれだけ長く生きていけるかといった問題にも大きく影響してくると言っていいのです。

もしかしたら、骨と腎臓の管理システムは、老化だけでなく、わたしたちの健康、わたしたちの人生の寿命をもコントロールしているのかもしれませんね。

最終的に行き着くのは「動くこと」と「食べること」

もう少し、骨と腎臓について掘り下げていきましょう。

みなさんは、陸に上がった生き物が生命活動をより長く維持し続けていくために、必要不可欠なことは何だと思いますか？

いろいろな答えがあるかとは思いますが、私がまっ先に挙げるのは「動くこと」と「食べること」のふたつです。

「動くこと」と「食べること」は、骨と腎臓が健やかに働いていないと遂行することができません。

だって、考えてみてください。

「動くこと」は、骨がなくては為しえません。何度も述べてきたように、われわれの祖先はリン酸カルシウムの硬い骨を持つことによって海から陸へ上がることができた。わたしたちは硬くて丈夫な骨があってこそ、移動をしたり、仕事をしたり、食べ物を探しに行ったりすることができるわけです。それに、あまりに体を動かしていないと、骨からリンが溶け出して骨や腎臓を弱らせてしまうことになるため、そうした不利益を被らないためにも普段から体を動かして活動していないといけないのです。

また、「食べること」は腎臓がなくては為しえません。口や胃腸があれば食べられるじゃないかという人もいるかもしれませんが、「食べること」の本質は、むしろ栄養の出し入れによる恒常性の維持です。わたしたちはいろいろなものを飲食することでいろいろな栄養成分を体内に入れています。そのさまざまな成分の中から必要なものや足りないものを摂り入れて、不必要なものや余分なものは出していく。それによってエネルギーを生み出しつつ、体内の環境を一定に保っているわけです。

そして、こういった「栄養成分の出し入れの調整」や「体内の恒常性の維持」の仕事を行なっているのが腎臓です。「出し入れ」や「恒常性維持」の仕事を行なう際には、とくにリンの量に注意を払わなくてはならないわけですが、とにかく、わたしたちは腎臓がなければ食べることができないし、腎臓が働いているおかげで毎日食べて生きることができているということになります。

だから、「動くこと」には骨が不可欠、「食べること」には腎臓が不可欠ということになり、われわれが生命活動をより長く維持し続けていくには、「骨」と「腎臓」の機能を弱らせないことが非常に重要になってくるわけです。

逆から言えば、わたしたちは骨を弱らせてしまうとだんだん動けなくなっていき、腎臓を弱らせてしまうとだんだん出し入れが困難になって食べられなくなっていくのだということ。すなわち、わたしたちが衰えないようにしていくには、「骨」と「腎臓」をいかに弱らせず健やかにキープしていけるかがカギとなってくるわけですね。

しかし、いまの人々の暮らしは、これに逆行していると言っていいでしょう。

現代の生活では、他人との連絡も、仕事や打ち合わせも、買い物などの用事も、すべてパソコンやスマホ上で済ませられるようになってきています。たいていのことがわざわざ出かけたり動いたりしなくても済むようになり、われわれはどんどん体を動かさなくなってきているのです。当然、座りっぱなしや寝転がりっぱなしの座位行動時間はとても長くなってきています。こうした不活動が改善されなければ、骨からリンが溶け出して、骨や腎臓が弱っていく一方となってしまうのではないでしょうか。

それに、先述したように、現代ではたいへん多くの食品に添加物が用いられています。普通の食生活を送っているだけでも必要量の3倍のリンを摂っていることになり、「食べる」という行為がイコール「体内にリンを入れる」という状態になってきています。このままずっとこういう食生活を送っていたら、尿へのリン排泄量が増え、いずれ尿細管障害が起こって腎臓が疲弊していってしまうのではないでしょうか。

つまり、「体をろくに動かさない生活」が骨や腎臓を弱らせるように働き、「食品添加物の多い食生活」が腎臓を弱らせるように働いてしまっているのです。衰えを防いで長生きをしていくには「骨」と「腎臓」を弱らせてしまってはいけないのに、現代では「動くこと」と「食べること」がなおざりにされ、みすみす「骨」と「腎臓」を弱らせてしまう人が増えてきているというわけですね。


では、いったいどうすればいいのか。

みなさん、答えはもうお分かりですよね。

そう。「動くこと」に関してはなるべく小まめに体を動かして骨中のリンが漏れ出さないようにしていかなくてはなりません。「食べること」に関しては添加物に気をつけてリンを摂りすぎないようにしていかなくてはなりません。

すなわち、「運動」と「食事」に気をつけてリンを減らしていく姿勢が、骨や腎臓を守っていくことにつながるのです。

私は、人間を含め陸に上がった生き物が生命活動をより長く維持し続けていくためには、

「運動」と「食事」によってリンを減らしていくことがいちばんの基本であり、いちばん効果が高い方法なのだろうと考えています。

〝結局、最終的には「運動と食事」かよ〟とツッコミを入れられそうですが、やはり生物が生きていくうえで大切にしていくべき答えは、突き詰めていくとシンプルなところに行き着くものなのかもしれません。

「動くこと」と「食べること」――。このふたつは、生き物として生きていくうえで最優先に守っていかなくてはならないこと。きっと、わたしたちは運動と食事を工夫してリンを制御していくことで老化を抑えることができ、健康に長く生きていけるようになる生き物なのではないでしょうか。

リンを制すれば「長生きの理想」を実現できる

さて、それではわたしたちが運動や食事をがんばってリンを減らしたとして、どのような変化が寿命に現われてくるものなのか。

みなさん、平均寿命と健康寿命の違いについてはご存じですよね。

平均寿命は「0歳の時点で何歳まで生きられるかを統計から予測した平均余命」のこと。

2019年の日本人の平均寿命は女性が87・45歳、男性が81・41歳となっています。これに対して健康寿命は「日常生活を制限されることなく、健康に自立した生活を送ることのできる期間」を指します。そして、現在の日本では、平均寿命よりも健康寿命のほうが9~12年も短いとされているのです。つまり、平均寿命と健康寿命の年数の差、9~12年という長い期間を多くの人が「要介護」「寝たきり」といった「自立した生活を送れない状態」で過ごしていることになるわけです。

では、こうした平均寿命と健康寿命の違いを踏まえたうえで、次ページのグラフを見てください。

これは、平均寿命と健康寿命を年数の違いによって、A、B、C、Dの4つのパターンに分けたものです。

Aは、健康寿命が延びないまま、平均寿命を大幅に超すまで長生きをしています。すなわちこれは、かなりの長い年月を要介護や寝たきりの状態で過ごしたということ。いくら長生きをしたとしても、誰しもこのパターンには陥りたくないでしょう。

Bでは、健康寿命の年数が延びたものの、それと同じくらい要介護や寝たきりの年数も延びてしまっています。要介護や寝たきりの期間はまったく短縮されていないので、長く

4つの人生のパターン

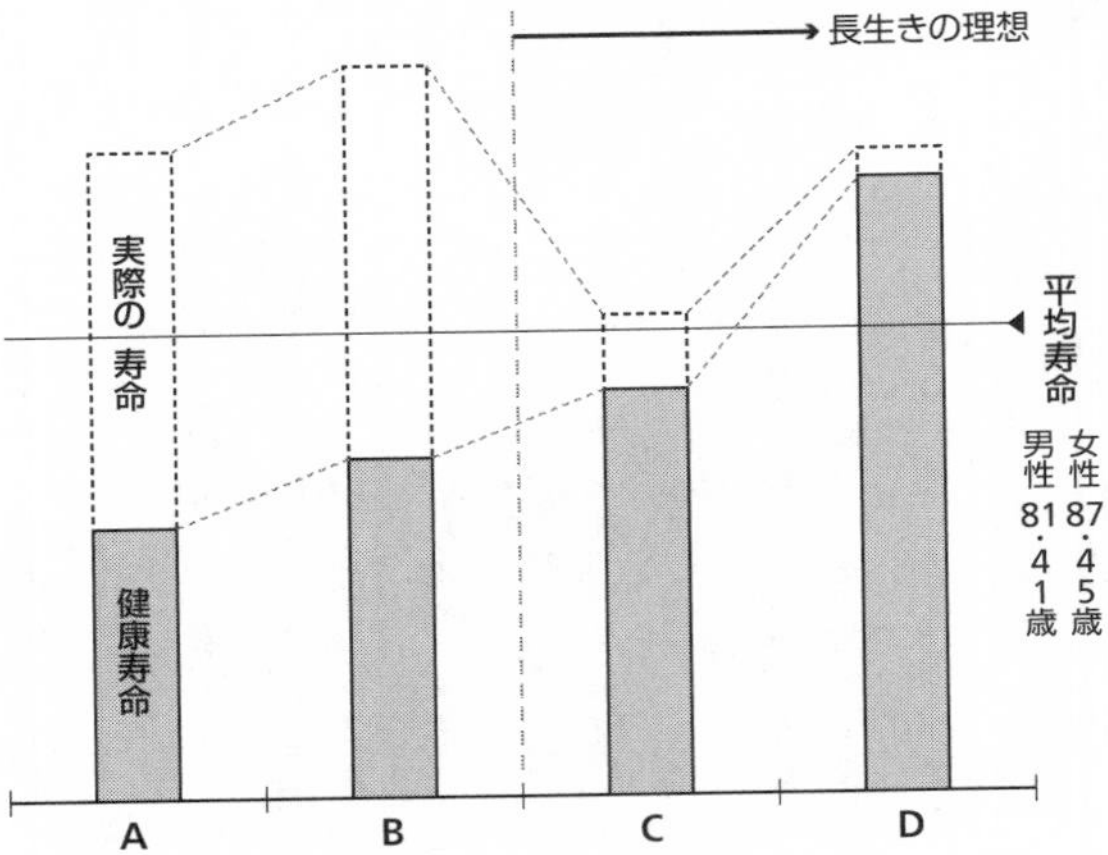

生きた分、問題が先送りされただけのようなかたちになります。このパターンもできれば避けたいところですね。

Cは、ちょうど平均寿命のところまで生きたというかたちになります。ただ、健康寿命はだいぶ延び、その分、要介護や寝たきりの期間が短縮されています。平均寿命をまっとうして、要介護や寝たきりの期間が少なくて済んだわけですから、このパターンならそう悪くはありません。

Dでは、平均寿命を上回る年数、健康寿命を延ばすことができています。すなわち、健康な状態のままかなり長生きをして、要介護や寝たきりは最後のちょっとだけで済んだというパターン。つまり、これこそが理想形。よく言われる「ピンピンコロリ」もこのパターンに当てはまるでしょう。

このように、単に寿命が延びればいいというわけではなく、CやDのように健康寿命を延ばしていかなくてはならない。できれば、Dのように平均寿命を大きく上回るかたちで健康寿命を延ばしていけるのが「長生きの理想」なのです。

私は、なるべく早い段階から食事や運動をがんばってリンを減らしていけば、AやBのパターンをCやDのパターンへとシフトチェンジしていくことができるのではないかと考えています。

リンの弊害を縮小させていくことは、骨を長持ちさせ、腎臓を長持ちさせることにつながります。それはすなわち、体を動かすことのできる状態、食べることのできる状態をより長く維持していけるということ。つまり、リンを制御していけば、要介護や寝たきりにならずに健康寿命を延ばしていける可能性が高まるのです。

ですから、ぜひみなさんも運動や食事に気をつけて健康寿命を延ばし、「長生きの理想形」を実現していくようにしてください。リンを制することで、自分にとって理想的なかたちで寿命を延ばしていってください。そして、長く動けて長く食べられる幸福な未来を築いていくようにしましょう。

リンと腎臓が「健康な人生」「よい人生」を送るためのカギ

腎臓のネフロンは人が歳をとるとともにじわじわと減っていきます。60代、70代、80代の高齢になったときに、ネフロン数に余裕がない人は慢性腎臓病になるリスクが高く、腎機能低下とともに老化が加速する可能性が高い。一方、ネフロン数にまだ余裕がある人は、腎機能を長くキープできる可能性が高いというわけです。

だから、人間の寿命は直接的にも間接的にも腎臓の老化によって大きな影響を受けるものだと考えられます。ネフロンを早く減少させてしまうか、ネフロンの減少をゆっくりにしていけるかで、その人がどれだけ健康で長く生きられるかが変わってくることになるのです。

先にも述べたように、人のネフロン数は生まれながらにして決まっていて、その数にはかなりの個人差があります。平均は200万個ですが、多い人は300万個、少ない人は50万個と、多い人と少ない人でかなりの差があるのです。

当然、こうしたネフロン数の個人差は、その人の腎臓の老化速度にも影響してくる可能性があります。これを滑り台にたとえるなら、ネフロン数の多い人は長い滑り台をすべっていくようなもの。長い滑り台をすべれば、それだけ地面に着くまで（つまり、慢性腎臓病や腎不全になるまで）に時間の余裕があります。一方、ネフロン数が少ない人は短い滑り台をすべっていくようなもの。短い滑り台をすべれば、地面に着く時間も早くなってしまいます。ネフロン数が少ない人の中には「そんなの不公平じゃないか」と感じている方もいらっしゃるかもしれません。

しかしみなさん、こうした流れは変えていくことができるのです。

これまで述べてきたように、リンを減らしていけば、老化スピードに歯止めをかけ、腎臓のネフロン減少に歯止めをかけていくことができます。小まめに体を動かして骨から漏れ出るリンの量を抑えたり食品添加物を減らして口から入るリンの量を抑えたりしていけば、老化を防いで腎機能を長持ちさせていくことができるのです。そして、そうやってちゃんとやるべきことをやっていけば、衰えゆく流れをゆるやかにして自力で健康寿命を延ばしていくことができるわけです。

人の人生は、よく川の流れにたとえられます。

先にも触れましたが、リンを減らして老化や衰えのスピードをゆるめるのは、速かった川の流れをゆっくりとした流れへと変えていくようなものでしょう。流れをゆったりとしたものに変えることができれば、ゆったりとしたペースでより長い期間人生を楽しんでいけるようになるはずです。

だから、もともとネフロン数が少なく、短い滑り台をすべり始めた人も、リンを減らしていけば、それだけ腎臓の老化を、ひいては全身の老化を減速させることができるようになる。すなわち、短い滑り台でもゆるやかなものに変えて、より長い時間自分の人生を楽しんでいけるようになるわけです。

もちろん、加齢や慢性腎臓病などによってすでにだいぶネフロンが減ってしまった人も、これから食事や運動をがんばってリンを減らしていけば、衰えゆくスピードをゆるめていくことができます。急な川の流れをゆるやかな流れに変えていけば、残りのネフロンを大事に使いながら長生きをして、健やかで充実した人生を歩んでいくことができるのではないでしょうか。

ですからみなさん、川の流れを変えていきましょう。

いまからでも間に合います。リンを減らして老化を防ぎ、ゆったりとした心地よい川の流れに乗って、これから先の残りの人生の時間をより長く、より健やかに過ごしていくようにしましょう。

誰しも人生は一度きりです。

一度きりなのですから、最後まで後悔することなく、健康な人生、いい人生を送っていきたいものです。

私は、リンをコントロールし、腎臓を長持ちさせていくことは、そういう人生を送るための大きな決め手になるだろうと考えています。

わたしたちの人生も、わたしたちの寿命も、リンとどうつき合い、腎臓とどうつき合っていくかで大きく変わってくるのです。だから、やるべきことをやって、これから先の人生をよい方向へ変えていきましょう。

人間を含め、硬い骨を持つ生き物は、リンを制し、腎臓を守っていってこそ、生命をより長く輝かせていくことができるのです。

さあみなさん、リンをコントロールし、腎臓を長持ちさせて、老化を防いでいきましょう。そして、これから先の人生を、いつまでも若々しく、いつまでも健康に生きていくようにしましょう。

おわりに

秦の始皇帝が晩年に「不老不死の仙薬」を目の色を変えて探し求めたというのはとても有名な話です。

どうすれば老いずに済むのか、どうすればより長く生きられるのかというのは、きっと人類が誕生した当初から、数えきれないほど多くの学者や権力者が追い求めてきたテーマなのでしょう。

残念ながら「不老不死の仙薬」は未だに見つかってはいません。

しかし、「老化を防ぐメカニズム」や「寿命を延ばすメカニズム」は、だいぶ輪郭が見えてきたと言っていいのではないでしょうか。

腎臓とリン――。

研究の最前線にこのふたつのワードが登場したことによって、老化研究は非常に大きなステップアップを果たしました。この両者の登場によって、老化研究の流れが変わったと言ってもいいでしょう。

そもそも、これまでの老化研究は、ショウジョウバエとか、線虫とか、酵母とかの生物を対象にして行なわれてきました。こういった生物の中に「種を超えて保存されている老化のメカニズム」を見つけ、人間にも当てはまるような老化抑制因子を見つけようとしてきたわけです。

それが、今回の研究では、「リン酸カルシウムの骨を持つ高等脊椎動物」にのみ特有な老化加速因子を見つけることができた。これらの動物では、リンを抑制して腎臓の負担を減らすことで、老化の進行を抑えていけることが明らかになったわけです。

ショウジョウバエや線虫を研究対象としていては、こうした老化のメカニズムは絶対に発見できなかったでしょう。私がクロトー遺伝子を発見できたのはたまたまであり、ここまで研究を進めてこられたのも多くの偶然が重なったせいなのですが、おかげでリン恒常性や慢性腎臓病というテーマとも巡り合うことができ、これまでの老化研究の流れを変える一石を投じることができたのではないかと自負しています。

もちろん、腎臓やリンを窓口とした老化研究はまだ端緒《たんちょ》についたばかりです。これからさらに研究が進めば、老化や寿命のメカニズムの解明はもっと進んでいくでしょう。おそらく、この先、人類という種に特有の老化活性因子や老化抑制因子も見つかってくるのではないでしょうか。

ともあれ、みなさん、最後までお読みいただきありがとうございました。

本書の「はじめに」でも申し上げたことですが、「腎臓」や「リン」は、これまではあまり目立つことのない〝地味な存在〟でした。たぶんみなさんも本書を開く前まではほとんど注目していなかったろうと思います。

でも、どうでしょう。本書をお読みいただいて、腎臓やリンに対する認識が大きく変わったのではありませんか？

そう。われわれにとって〝地味な存在〟でしかなかった腎臓とリンが、じつはわたしたちの老化や寿命のカギを握っていたのです。

腎臓は生命を守る臓器です。

リンは老化と寿命を左右する物質です。

そして、このふたつの重要性を知ったうえで、リンをコントロールし、腎臓の機能をキープしていくことがわたしたちの生命を長く輝かせることにつながっていくのです。

だから、これからのわたしたちは、腎臓やリンにしっかりスポットライトを当てながら、将来、老化を防いだり寿命を延ばしたりしていくために、いまやれるだけのことをやっていくべきでしょう。

「いつまでも老いずにいたい」「いつまでも健康に長く生きていきたい」というのは、人類が長く抱き続けてきた夢だと言っていいでしょう。

今後さらに研究が進めば、多くの人が自分の力で夢の扉を開いていけるようになっていくのではないでしょうか。

私は、いつの日か、そうやって多くの人が「夢」を実現する日が到来することを願ってやみません。

著者略歴

黒尾 誠《くろおまこと》

自治医科大学分子病態治療研究センター抗加齢医学研究部教授。

一九八五年、東京大学医学部医学科卒業。九一年、国立精神・神経センターでの実験中に突然変異マウスを見つけたことを発端に、余分なリンを腎臓から排出させる老化抑制遺伝子「クロトー」を発見。

脊椎動物の老化抑制遺伝子の発見は世界初の快挙となった。九八年、米テキサス大学サウスウェスタンメディカルセンターの助教授に就任、二〇一二年に教授に。

帰国後、現職。腎臓とリンの関係から老化の仕組みを解明する研究を続けている。

幻冬舎新書 642

腎臓が寿命を決める

老化加速物質リンを最速で排出する

二〇二二年一月二十五日　第一刷発行
二〇二二年二月二十五日　第四刷発行

著者　黒尾　誠
発行人　志儀保博
編集人　小木田順子
編集者　寺西鷹司

発行所　株式会社　幻冬舎
〒一五一-〇〇五一　東京都渋谷区千駄ヶ谷四-九-七
電話　〇三-五四一一-六二一一（編集）
〇三-五四一一-六二二二（営業）
振替　〇〇一二〇-八-七六七六四三
ブックデザイン　鈴木成一デザイン室
印刷・製本所　株式会社　光邦

Printed in Japan　ISBN978-4-344-98644-2 C0295
く-13-1
幻冬舎ホームページアドレス https://www.gentosha.co.jp/
＊この本に関するご意見・ご感想をメールでお寄せいただく場合は、comment@gentosha.co.jp まで。

幻冬舎新書

西山耕一郎
誤嚥性肺炎で死にたくなければのど筋トレしなさい

毎年4万人の命を奪う誤嚥性肺炎。原因は40代から始まる、のどの衰え。加齢によって低下する「飲み込む力」を鍛えるためのトレーニングから、誤嚥しにくい食べ物、生活習慣まで徹底解説する！

江田証
腸内細菌の逆襲
お腹のガスが健康寿命を決める

増えすぎた腸内細菌は、下痢や便秘を伴う小腸内細菌増殖症＝ＳＩＢＯの原因となる。慢性疲労、集中力低下、がんなど多くの症状や病気を招くＳＩＢＯを予防・改善する食事や生活習慣を解説。

奥田昌子
胃腸を最速で強くする
体内の管から考える日本人の健康

「胃痛の原因はストレス」「ヨーグルトで便秘が治る」は間違い！　消化管の病気を抱える日本人は１０１０万人超。強い消化管をつくるのに欠かせない食事や生活習慣、ストレス対処法を解説。

阪口珠未
老いない体をつくる中国医学入門
決め手は五臓の「腎」の力

中国の伝統医学で、腎臓だけでなく成長・生殖の働きも含み、生命を維持するエネルギーを蓄える重要な臓器である腎。腎の働きを解説しながら、２０００年以上の伝統を持つ究極の食養生法を紹介。